新编

高血压病
中医药防治手册

曹宝国

主编

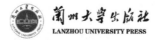

兰州大学出版社
LANZHOU UNIVERSITY PRESS

图书在版编目（ＣＩＰ）数据

新编高血压病中医药防治手册 / 曹宝国主编. —— 兰
州：兰州大学出版社，2023.6
ISBN 978-7-311-06474-7

Ⅰ．①新… Ⅱ．①曹… Ⅲ．①高血压－中医治疗法－
手册 Ⅳ．①R259.441-62

中国国家版本馆CIP数据核字(2023)第085735号

责任编辑　宋　婷
封面设计　琥珀视觉

书　　名　新编高血压病中医药防治手册
作　　者　曹宝国　主编
出版发行　兰州大学出版社　（地址：兰州市天水南路222号　730000）
电　　话　0931-8912613(总编办公室)　0931-8617156(营销中心)
网　　址　http://press.lzu.edu.cn
电子信箱　press@lzu.edu.cn
印　　刷　西安日报社印务中心
开　　本　710 mm×1020 mm　1/16
印　　张　12.75
字　　数　242千
版　　次　2023年6月第1版
印　　次　2023年6月第1次印刷
书　　号　ISBN 978-7-311-06474-7
定　　价　39.00元

序

　　高血压病是一种世界范围内最常见的慢性疾病，也是心脑血管疾病最主要的危险因素。随着我国经济的飞速发展，人们的生活方式和饮食习惯发生了很大的改变，高血压病的患病率总体呈上升趋势。2021年，《柳叶刀》发表了由伦敦帝国理工学院和世界卫生组织主持撰写的首份全球高血压流行趋势综合分析报告，该报告指出，2019年全球有12.8亿成年人罹患高血压病，其中中国成人高血压病患病人数为2.45亿，患病率达23.2%，而且有显著的年轻化趋势，这说明高血压病防治形势非常严峻。

　　在我国，由于人们对高血压病缺乏足够的认识，普遍存在高血压病知晓率低、治疗率低、控制率低、达标率低的状况，尤其在农村地区，此种现象更加突出。高血压病的危害极大，可以导致心、脑、肾等多个器官或系统的病变。高血压病发生时间越久，血压越高，组织器官受损的可能性越大，越容易产生严重的并发症，从而致残、致死。高血压病给人们的生活带来诸多不便，造成了财力和人力的浪费，也给国家和民众带来了极大的社会负担和经济负担。要降低高血压病的发病率，当务之急是普及高血压病的防治知识，全民动员，早防早治。

　　现代医学在高血压病的诊疗中发挥着重要的作用，生活方式干预联合降压药物治疗，使高血压病患者的预后明显改善。然而，即使在生活方式干预联合药物治疗的情况下，仍有许多高血压病患者的血压未能达标，并且存在药物的不良反应。中医学博大精深，源远流长，以整体观念、辨证论治为核心，在与疾病的斗争中发挥了重要的作用。近年来，随着中医药的不断发展，中医药治疗高血压病表现出了明显的优势，如提升降压效果、预防靶器官损伤、避免多种危险因素、改善生活质量及预后等。中医药防治高血压病具有广阔的前景。

基于此，作者总结多年的临床经验编写此书，以通俗的语言深入浅出地讲述现代医学和中医学对高血压病的认识，高血压病的治疗策略、管理预防和生活护理等方面的基本常识。治疗上，突出了中药及针刺、艾灸、水针、按摩、药枕、拔罐、穴位贴敷等中医传统疗法；预防管理上，强调依据个人体质不同采取不同的管理方式，论述传统中医运动及气功对高血压病的防治作用；生活护理方面，明确提出辨证施护的理念。

当今医学发展日新月异，限于作者水平，书中难免存在一些不足之处，虽然如此，此书仍不失为一本传播中医药防治高血压病知识和普及现代医学对高血压病认识的好书，不仅值得广大中西医医师、医学生阅读，在临床中应用，而且适合需要了解高血压病医学保健知识的广大群众阅读。

值此书稿付梓之时，谨对本书作者表示衷心祝贺！

葛健文

2022年11月23日

目 录

第一章

现代医学对高血压病的认识

高血压病是一种世界范围内常见的慢性疾病，可以导致心、脑、肾等多个器官或系统的病变。现代医学对高血压病有深刻的理解，近年来，提出了H型高血压病的概念。本章内容将详细阐述现代医学对高血压病的认识，包括高血压病的病理生理基础、临床分类、临床诊断和危险分层以及H型高血压病的相关知识。

第一节　高血压病的现代医学基础

一、高血压病的生理基础

从血流动力学角度来看，血压主要取决于心输出量和体循环周围血管阻力，平均动脉血压(MAP)=心输出量×外周血管阻力(TPVR)。高血压病的血流动力学特征主要为外周血管阻力相对或绝对增高。以外周血管阻力增高为出发点，目前高血压病的发病机制以下几个环节：

（一）交感神经系统活性亢进

各种因素使大脑皮质下的神经中枢功能发生变化，使神经递质浓度与活性异常，包括去甲肾上腺素、肾上腺素、多巴胺、血管加压素、脑啡肽、脑钠肽和中枢肾素-血管紧张素系统，导致交感神经系统活性亢进，血浆儿茶酚胺浓度升高，阻力小动脉收缩增强。

（二）肾性水钠潴留

各种原因引起肾性水钠潴留，通过全身血流自身调节使外周血管阻力和血压升高，压力利尿机制再将潴留的水钠排泄出去；也可能通过排钠激素分泌释放增加，例如，内源性洋地黄物质，在排泄水钠的同时使外周血管阻力增高。这个学说的理论意义在于将血压升高作为维持体内水钠平衡的一种代偿方式。

有较多因素可引起肾性水钠潴留，例如，亢进的交感活性使肾血管阻力增加，肾小球有微小结构病变，肾排钠激素（前列腺素、激肽酶、肾髓质素）分泌减少，或者肾外排钠激素（内源性类洋地黄物质、心房肽）分泌异常，或者潴留激素（18-羟去氧皮质酮、醛固酮）释放增多。

（三）肾素-血管紧张素-醛固酮系统（RAAS）激活

经典的RAAS包括肾小球入球动脉的球旁细胞分泌肾素，激活从肝产生的血管紧张素原（AGT），生成血管紧张素Ⅰ（AT-Ⅰ），然后经肺循环的转换酶（ACE）生成血管紧张素Ⅱ（AT-Ⅱ）。AT-Ⅱ是RAAS的主要效应物质，使小动脉平滑肌收缩，刺激肾上腺皮质球状带分泌醛固酮，通过交感神经末梢突触前膜的正反馈使去甲肾上腺素分泌增加。这些作用均可使血压升高，参与高血压病发病并维持。近年来发现很多组织，例如，血管壁、心脏、中枢神经、肾及肾上腺，也有RAAS各种组成成分。组织的RAAS对心脏、血管的功能和结构所起的作用，可能在高血压病的形成发生和维持中有更大影响。

（四）细胞膜离子转运异常

血管平滑肌细胞有许多具有特异性的离子通道、载体和酶，组成细胞膜离子转运系统，维持细胞内外钠、钾、钙离子浓度的动态平衡。遗传性或获得性细胞膜离子转运异常，包括钠泵活性的降低、细胞膜通透性的增强和钙泵活性的降低，可导致细胞内钠、钙离子浓度升高，膜电位降低，激活平滑肌细胞兴奋-收缩耦联，使血管收缩反应性增强，平滑肌细胞增生与肥大，血管阻力增高。

（五）胰岛素抵抗

胰岛素抵抗（IR）是指必须以高于正常的血胰岛素释放水平来维持正常的糖耐量，表示机体组织对胰岛素处理葡萄糖的能力减退。约50%的原发性高血压病患者存在不同程度的IR，在肥胖、血脂升高、高血压病与糖耐量减退同时并存的四联症患者中最为明显。近年来，人们认为胰岛素抵抗是 2 型糖尿病和高血压病发生的共同病理生理基础，但是胰岛素抵抗是如何导致血压升高的，尚未获得肯定解释。多数学者认为，是胰岛素抵抗造成继发性高胰岛素血症引起的，因为胰岛素抵抗主要影响胰岛素对葡萄糖的利用效应，胰岛素的其他生物学效应仍然保留，继发性高胰岛素血症使肾水钠重吸收增强，交感神经系统活性亢进，动脉弹性减退，从而使血压升高。在一定意义上，胰岛素抵抗所致交感活性亢进使机体产热增加，是对肥胖的一种负反馈调节，这种调节以血压升高和血脂代谢障碍为代价。

（六）T 细胞免疫与原发性高血压病发病

研究证实，T 细胞在高血压病发生时被激活。20 世纪 70 年代有研究证明，高血压病大鼠的重构血管周围存在 T 细胞浸润。血管紧张素 II 是高血压病发生、发展的重要血管活性肽，而 T 细胞富含血管紧张素 II。调节性 T 细胞在血管紧张素相关的高血压病中有益处，可带来心脏形态学和电重塑的改善。

高血压病的免疫应答可能与新生抗原形成刺激 T 细胞的免疫相关，特别是热休克蛋白，其在高血压病人群的淋巴细胞中的表达增加，且不同表型的热休克蛋白有不同的免疫学特性，可诱导 T 细胞产生抗炎特性。T 细胞免疫参与原发性高血压病产生的机制可能为，刺激交感神经系统引起适度的血压升高，其后，新生抗原形成和 T 细胞激活引起炎性反应，而炎性因子通过一系列反应最终造成靶器官损害和高血压病的进展。

（七）信号通路与原发性高血压病发病

G 蛋白偶联受体信号通路：G 蛋白偶联受体与其特异性配体结合后，可激活不同的 G 蛋白，将信号传递到细胞中，其中，信号的转导受 G 蛋白信号调节因子（RGS）的调节，而 G 蛋白偶联受体激酶（GRKS）在该信号通路中调节并控制跨膜受体的功能和表达。其中，对于 GRK2 的研究较多，目前已有越来越多的研究证实，其与原发性高血压病间存在一定关联。有研究显示，GRK2 在年轻原发性高血压病患者的淋巴细胞中及高血压病动物模型的血管平滑肌细胞中的表达增多，提示 GRK2 可能是通过减少血管舒张因子 NO 的产生而导致原发性高血压病的发生。迄今已知多种 RGS 在 G 蛋白偶联受体信号转导通路中具有多种功能和作用，且大部分作用于心血管系统。研究表明，在原发性高血压病患者及动物模型中，RGS2、RGS4、RGS5 这三个家族均与其高血压病的发生有关。

TGF-β信号通路：TGF-β蛋白家族是高血压病维持和发展的重要调节因子。弹性微纤维界面蛋白1（EMILIN1）敲除的老鼠，其外周血管阻力增加，血管直径变小，从而导致高血压病的发生。其发生机制可能为，EMILIN1特异地与TGF-β前体蛋白结合，抑制TGF-β蛋白成熟。EMILIN1基因敲除的老鼠，其血管壁TGF-β信号通路表达增加，从而发生显著的原发性高血压病。

二、高血压病的病理基础

高血压病早期无明显病理改变。心脏和血管是高血压病理生理作用的主要靶器官。长期血压高引起的心脏改变主要是左心室肥厚和扩大。长期血压高引起的全身小动脉病变，主要是壁/腔比值增加和管腔内径缩小，导致重要靶器官如心、脑、肾组织缺血。长期血压高及伴随的危险因素可促进动脉粥样硬化的形成及发展，该病变主要累及体循环大、中动脉。血压高时还出现微循环毛细血管稀疏、扭曲、高度变形及静脉顺应性减退。现在认为，血管内皮功能障碍是高血压病最早期和最重要的血管损害。

（一）动脉

高血压病早期，小动脉主要表现为收缩和张力增高，随着时间的推移，高血压病通过影响血管内皮与平滑肌细胞、内膜通透性而使动脉壁发生改变，表现为内膜表面不光滑、不平整，继之动脉壁通透性增加，循环中的红细胞、血小板可进入内膜并黏附于该处，平滑肌细胞由中层游移至内膜沉积与增生，内膜变厚、结缔组织增多，于是管壁增厚、变硬，管腔变窄，甚至闭塞，可导致小动脉硬化。此外，血压高时血流的涡流增加，可加重血管内膜损伤，有利于血小板和脂质黏附并沉积于血管壁，且可引起血管舒张，刺激平滑肌细胞内溶酶体增多，使动脉壁清除胆固醇、低密度脂蛋白的能力降低，易导致动脉粥样硬化的形成，因此，高血压病是冠心病的重要易患因子。

（二）心脏

心脏是高血压病的主要靶器官之一，本病可导致心脏功能和结构的改变。长期血压升高使心脏持续处于后负荷过重状态，可引起左心室肥厚，主要表现为左室向心性肥厚，即室壁、室间隔呈对称性肥厚，心室腔不扩大，多见于外周阻力明显增高而心输出量相对低又无心衰的高血压病患者。心输出量相对高或有反复心衰的患者，可表现为离心性肥厚，即心室腔扩大，但室壁与室腔比例不增加。

高血压病引起左室肥厚不仅与血压水平有关，也与各种神经激素和某些活性物质有关，以往认为，去甲肾上腺素和血管紧张素Ⅱ是左室肥厚的刺激物。除此以外，目前认为，内皮素-1、胰岛素以及来自血小板生长因素（PDGF）、生长反应基因-1（Egr-1）都是心肌生长的诱导者，而Egr-1产物可能是第三信使。此外，容量因素在致左室肥厚中也起着重要作用。左室肥厚和高血压病引起冠状动脉硬化和（或）粥样病变是高血压病心脏损害的病理基础。

左室肥厚（LVH）和重塑是心血管病独立的危险因素，它是引起心衰、致命性心律失常的决定因素之一。心室重塑是指心室结构的改变，可以引起心室肌质与量的异常、心室容量的增加、心室形态和几何构形的改变。重塑常是一种自身不断发展（self-perpetuating）的过程。左室肥厚和重塑的本质及机制与下列因素有关：

1.心肌细胞肥大

心肌细胞肥大与高血压病长期机械性牵拉和心肌内血管紧张素Ⅱ激活，以及儿茶酚胺活性增加、刺激胎儿型异构收缩蛋白合成增加有关。该类蛋白寿命为4～5年，而正常心肌细胞可存活90～100年。因此，该类胎儿型蛋白增多使心肌耗氧和耗能增加，而心肌收缩力增加不多，故易导致心衰和心肌寿命缩短。

2.心肌间质纤维化

心肌间质纤维化系间质成纤维细胞增生、肥大，间质胶原含量增加所致。血管紧张素Ⅱ和醛固酮可激活和促进成纤维细胞增生、肥大。心肌间质纤维化使心肌顺应性降低，心室舒张功能障碍。心肌纤维化分为反应性纤维化和修复性纤维化，前者的特点是沿血管周围堆积并向四周放射，多见于高血压病，后者系心肌坏死修复性纤维胶原增生。目前认为，心肌纤维化主要与循环中肾素-血管紧张素-醛固酮系统活性有关，而左室肥厚与心肌局部肾素-血管紧张素-醛固酮活性有关，高血压病患者常有循环和心肌局部肾素-血管紧张素-醛固酮系统激活。

3.冠脉改变

高血压病可引起血管外膜纤维化、中层增厚（平滑肌细胞增生）、内膜玻璃样变和内皮细胞损伤、增生，使冠脉狭窄和血流阻力增加，且可促进粥样硬化斑块形成。因此，高血压病不仅会导致冠心病，也会引起小冠脉病变，最终导致左室肥大和心功能不全。

（三）肾脏

原发性良性高血压病对肾脏的损害主要表现为良性肾小动脉硬化。由于病情进展缓慢，因此，老年患者患病率较高，它是高血压性肾脏病的病理基础，以入球小动脉和小叶间动脉硬化为主，继之可引起肾实质缺血、萎缩、纤维化和坏死，导致慢性肾功能不全，而肾脏病变又可加重高血压病，形成恶性循环。

早期和轻度高血压病患者肾脏体积正常，中重度和晚期高血压病患者肾脏体积可轻至中度缩小，被膜下皮质表面可呈细颗粒状，凹凸不平。光镜检查有弓形小动脉和小叶间动脉内膜纤维性增厚、管腔变窄，入球小动脉透明样变性。免疫荧光检查，在病变部位常有免疫球蛋白IgM、补体C3及β2微球蛋白沉积。此外，肾小管、肾间质和肾小球可呈继发缺血性改变。

恶性高血压病可引起广泛性急性小动脉损害，肾脏常遭受严重损害，主要表现为入球小动脉和小叶间动脉增殖性内膜炎，管腔显著变窄，甚至完全闭塞，管壁中层变薄，内皮变薄或断裂，小动脉可呈黏液样变性或纤维蛋白变性，但无急性炎症细胞浸润和细胞坏死。由于肾血管网严重损害，使肾实质可发生缺血性坏死、变性和纤维化，可导致肾功能衰竭。

（四）视网膜

高血压病视网膜病变是指高血压病所引起的视网膜的损害。血压升高最初引起视网膜的改变，使视网膜动脉出现痉挛性的收缩。这个时期如果及时控制血压，对血管的损害是可逆的。如果血压持续慢性升高，视网膜的动脉就会发生硬化，动脉的管径变细且变得僵硬。对于血压在短期内急剧升高的病人，由于动脉压力过高，还会导致血管屏障功能的破坏。这时，视网膜内可出血、渗出，甚至发生渗出性的视网膜脱离，还有视乳头水肿等等。由于眼底的视网膜中央动脉，是人体唯一可以活体观察到的小动脉，所以通过眼底的检查可以帮助内科医生判断患者高血压病的严重程度。Ⅰ级视网膜病变，其表现为轻度、不明显的视网膜小动脉收缩或硬化；Ⅱ级视网膜病变，其表现为中度、无显著特点的视网膜小动脉收缩或硬化、局部小动脉狭窄、小动脉的极度反射作用、动静脉局部狭窄；Ⅲ级视网膜病变，其表现为视网膜的出血、棉絮状斑、硬性渗出物和微血管瘤等；Ⅳ级视网膜病变，是在Ⅲ级视网膜病变的基础上再合并视乳头水肿。

第二节　高血压病的分类

一、原发性高血压病

原发性高血压病是以血压升高为主要临床表现的综合征，通常简称为高血压病。高血压病是多种心脑血管疾病的重要病因和危险因素，影响重要脏器如心、脑、肾的结构与功能，最终导致这些器官的功能衰竭，迄今仍是心血管疾病患者死亡的主要原因之一。

（一）流行病学

大量流行病学研究表明，心血管疾病的发病率和死亡率与血压水平呈正相关，Lewington 等人发表了一份极具前瞻性研究成果的报告，是关于血压与死亡率的。研究对象共953074名，平均花费12年的随访时间，结果出现缺血性心脏病的死亡人数为32284，发生脑卒中的死亡人数为11962，其他心血管疾病的死亡人数为10093，而非心血管疾病的死亡人数为60797。结果表明，人们从40岁到69岁这段时期内，收缩压每增加20 mmHg或舒张压每增加10 mmHg，就会增加2倍的缺血性心脏病死亡率；而对于脑卒中来说，死亡率会增加2倍以上。结论是：从长期来看，收缩压每增加10 mmHg或舒张压每增加5 mmHg，脑卒中的死亡危险就会增加，这个数值通常在40%左右；同样，缺血性心脏病的死亡危险也会增加，通常在30%左右。

还有一项重要的研究，名为"美国著名的弗莱明翰心脏研究"。这项研究主要针对不同基线血压水平的男性进行跟踪观察，为期12年。结果表明，基线血压水平增加，心血管事件的累积发病率就会显著上升。

我国分别在1959年、1979年、1991年和2002年进行了四次全国高血压病患病率调查，结果分别为5.1%、7.7%、13.6%和18.8%，可以看出，患病率逐年升高。根据相关报告，中国高血压病患者估计已经达到2亿人，并且以每年1000万人的速度增加。中国各地区高血压病患病率是不一样的，南方居民低于北方居民，农村居民低于城市居民，并且随着年龄的增加，高血压病的患病率呈上升趋势。

超重和频繁饮酒是高血压病的危险因素，高钠、低钾、低钙及低蛋白饮食是血压升高的因素，血压升高是冠心病和脑卒中发病的最重要的危险因素。

几十年来，关于高血压病的研究也获得了很大进展，但是像心力衰竭、心肌梗死、脑卒中等心血管疾病发病率的上升趋势还很明显。血压控制得不理想以及并没有确保以保护靶器官为治疗核心的目标是存在此趋势的重要原因，因此，增强民众对高血压病的防治观念不容忽视。

（二）病因

原发性高血压病的病因，可分为遗传因素和环境因素两个方面。高血压病是遗传易感性和后天多个因素相互作用的结果。一般认为在比例上，遗传因素约占40%，后天因素约占60%。

1.遗传因素

高血压病具有明显的家族聚集性，父母均有高血压病，子女的发病概率高达46%，约60%的高血压病患者可询问到有高血压病家族史。高血压病的遗传可能主要存在基因显性遗传和多基因关联遗传两种方式。在遗传表型上，不仅血压升高发生率体现遗传性，而且在高血压病严重程度、并发症及其他有关因素方面，如肥胖，也体现遗传性。

2.后天因素

（1）内分泌因素

去甲肾上腺素存在于肾上腺髓质激素中，可导致周围小动脉的收缩。周围小动脉产生收缩，心输出量随之增高，但是，肾上腺皮质激素能够潴留钠和水，从而影响血管的反应，这些因素可能导致血压升高。这些激素的分泌，对于绝大多数患者来说，没有显著升高或只有轻微升高的迹象。近年来，调查结果表明，某些前列腺素对血管来说，有着很强的舒张作用，起同样作用的也包括其他的盐皮质类固醇。

（2）饮食因素

盐的摄入量与高血压病的流行病学和临床观察密切相关，高钠摄入，可以增加血压，低盐饮食可降低血压，如临床常用的利尿剂产生的降压效果就是通过减少体内的钠达到目的的。钠引起血压升高的机制，还需要继续研究，高盐的摄入和肾排钠的能力减弱，使钠积累在体内，容易增强周围血管阻力。此外，钠潴留和细胞外液量增加，导致心输出量增加，这两个因素都可能导致血压升高。

（3）精神因素

据了解，反复的过度紧张和精神刺激可导致血压升高，皮质兴奋和抑制过程失调，皮质下血管运动中枢失去平衡，肾上腺能活性增加，节后交感神经释放去甲肾上腺素增多。还可导致周围血管阻力增加，导致血压升高，其他多巴胺、神经递质可能参与这一进程。研究发现，职业不同，高血压病患病率也不同，如司机、金融业员工、打字员、高空作业者，患病率较高。注意力和精神压力可形成慢性刺激，导致大脑皮层兴奋和抑制过程失调，导致全身小动脉痉挛，外周阻力增加，导致血压升高。此外，消极情绪也可以使血压产生变化，如痛苦、愤怒等不良情绪，通过增加外周血管阻力使舒张压升高，通过增加心脏的供血量使收缩压升高。

（4）其他因素

除了广泛关注的上述因素所引起的高血压病，肥胖、酗酒、吸烟、钾的摄入量低，这些因素都可导致血压的升高。人格与高血压病也有密切的关系，长期紧张、抑郁、悲伤、人际关系紧张也易患高血压病。因此，加强自身的修养，改变不好的情绪，加强心理素质，提高社交技巧，养成良好的生活工作习惯，对预防高血压病是很有必要的。

二、继发性高血压病

继发性高血压病是指由某些确定的疾病或病因引起的血压升高，约占所有高血压病的5%。继发性高血压病尽管所占比例并不高，但绝对人数多，而且不少继发性高血压病，如原发性醛固酮增多症、嗜铬细胞瘤、肾血管性高血压病及肾素分泌瘤等引起的高血压病，可通过手术得到根治或改善。因此，及早明确诊断能提高治愈率或阻止病情进展。

临床上凡遇到以下情况时，要进行全面详尽的筛查：中、重度血压升高的年轻患者；症状、体征或实验室检查有怀疑线索，例如，肢体脉搏搏动不对称性减弱或消失，腹部听到粗糙的血管杂音，近期明显怕热、多汗、消瘦，血尿或明显蛋白尿等患者；降压药联合治疗效果很差或者治疗过程中血压曾经控制良好但近期内又明显升高的患者；急进性和恶性高血压病患者。

（一）继发性高血压病的病因分类

继发性高血压病种类繁多，分布范围广泛，一般按其发生部位分类较适合临床应用。

1.肾性

（1）肾实质性疾病

包括急慢性肾小球肾炎、肾盂肾炎、红斑狼疮性肾炎、多囊肾、肾盂积水、肾素分泌瘤、糖尿病性肾病、结缔组织病。

（2）肾血管性疾病

纤维肌性结构不良致肾动脉狭窄、动脉粥样硬化致肾动脉狭窄、肾梗死、多发性大动脉炎累及肾动脉致肾动脉狭窄、肾动脉血栓形成、肾动脉内膜剥离。

（3）肾外伤

肾周围血肿、肾破裂。

2.内分泌性

（1）甲状腺

甲状腺功能亢进症、甲状腺功能减退症。

（2）甲状旁腺

甲状旁腺功能亢进症。

（3）肾上腺

库欣综合征、原发性醛固酮增多症、先天性肾上腺皮质增生症、嗜铬细胞瘤、糖皮质激素反应性肾上腺皮质功能亢进。

（4）垂体

肢端肥大症。

3.神经源性

包括脑部肿瘤、脑炎、延髓型脊髓灰质炎、家族性自主神经功能异常、肾上腺外嗜铬细胞瘤。

4.机械性血流障碍

包括动静脉瘘（佩吉特病、动脉导管未闭）、主动脉瓣关闭不全、主动脉缩窄、动脉粥样硬化性收缩期高血压病。

（二）继发性高血压病的特性与诊断意义

1.血压特性

年轻患者多见，血压波动大，血压水平呈中重度升高，降压药物疗效差，血压难以控制。继发性高血压病患者血压升高的机制很明确，因为血压的形成取决于动力（心脏收缩力和大动脉弹性回缩力）、阻力（外周血管阻力与血液的黏稠度）及循环血容量，上述诸因素增强都会导致血压过高。部分继发性高血压病的各类原发疾病会分泌大量的血管活性物质（如儿茶酚胺、血管紧张素等）和造成水钠潴留，所以比原发性高血压病更难以控制。

2.靶器官损害严重

继发性高血压病除了血压难以控制和对靶器官造成损害外，与之伴随的低血钾、高醛固酮、皮质醇增多、高儿茶酚胺、高肾素等所致的心血管损害，可独立于高血压病之外，对心、脑、肾等重要脏器的损害更为严重。

3.诊断意义

（1）鉴别意义

只有排除继发性高血压病的可能，才能使原发性高血压病的诊断成立。

（2）利于治疗

继发性高血压病一经确诊，多可通过手术等方法治愈。若按原发性高血压病的方法处理，不但浪费降压药，而且严重者可危及生命。

（3）对靶器官的保护作用明确

继发性高血压病的治疗不仅是通过降压保护心脑肾，而且是通过去除病因、针对发病机制治疗，从根本上保护心脑肾，逆转靶器官的损害，预防心血管疾病的发生、发展。

所谓的筛查方法，是让医生既考虑到继发性高血压病的可能，又要找到线索，为确诊奠定基础。目前我国高血压病的人群庞大，各级医生对高血压病患者做鉴别诊断时，必须要有一定的思路。如前文所述，早期继发性高血压病的筛查思路是先依据典型症状、特异性体征，再进一步接受一般实验室检查，然后进行特异的定性、定因，再到定位检查。随着高血压病诊疗规范的推广与落实，广大医生对高血压病查因的重视程度明显增强。

三、继发性高血压疾病的症状和体征

（一）典型症状

典型症状指继发性高血压病的各类原发疾病本身的症状，如患者出现肌无力、周期性瘫痪、血尿，明显怕热、多汗、消瘦。阵发性高血压病伴头痛、心悸、皮肤苍白及多汗，睡眠时反复出现呼吸暂停或憋气现象等。

各继发性高血压病的常见症状有：

1.原发性醛固酮增多症

好发于30～50岁，女性多于男性，病程多较长，血压呈中等或以上程度升高。有血压高、低血钾、高尿钾、低肾素、高醛固酮、头痛、口干、夜尿增多、发作性软瘫、周期性瘫痪、心律失常、手足抽搐、肢端麻木等症状。症状发作诱因为饱餐后、高钠饮食、服用含有利尿药的降压药。一般降压药疗效不明显，对螺内酯敏感，单纯血压控制后，症状无变化。

2.嗜铬细胞瘤

好发于20～50岁，儿童嗜铬细胞瘤约占10%，无明显性别差异，血压200～300 mmHg/150～180 mmHg。表现为血压高（阵发性或持续性，血压波动大）、头痛、心悸、多汗、高代谢状态（怕热、多汗、体重减轻等）、高血糖。高血压病发作时还可见恶心、呕吐、便秘、面色苍白、四肢发凉、直立性低血压、腹痛、紧张、焦虑，甚至是恐惧或濒死感等神经及精神症状。改变体位、按摩或挤压双侧肾区及腹部、活动、情绪变化、排便、手术、麻醉、妊娠、分娩时，均可诱发高血压病。仅用β受体阻滞药，病情反而加重，对一般降压药物不敏感。对α受体阻滞药敏感，单纯血压控制后，部分症状消失。

3.肾实质性高血压病

发病前有链球菌等细菌或病毒的感染史，伴有发热、水肿、血尿，或有反复的尿路感染病史，有发热、腰酸痛、尿频、尿痛、血尿等病史，或既往有肾小球肾炎病史，或有反复水肿等。血压持续增高，对降压药物不敏感，眼底病变严重。可能对利尿药、血管紧张素转化酶抑制药（ACEI）、血管紧张素受体阻滞药（ARB）敏感。单纯血压控制后，部分症状消失。

4.肾血管性高血压病

青年组女性多于男性，中老年组（>50岁）男性多于女性，病程较短，血压进展迅速，舒张压呈中重度升高，诱因不明。血压正常者出现血压升高后即迅速进展或原有高血压病的中老年患者的病情近期迅速恶化，舒张压呈中重度升高；或应用抗肾素-血管紧张素-醛固酮系统（RAAS）药物后血肌酐异常升高（超过用药前基线的30%），甚至诱发急性肾衰竭。单侧肾血管狭窄时可能对ACEI、ARB敏感。单纯血压控制后，部分症状消失。

5.库欣综合征

垂体性库欣综合征以25~45岁人群多见，女性多于男性，诱因不明。有不同程度的血压升高、满月脸、水牛背、锁骨上窝脂肪垫、悬垂腹、病理性骨折、皮肤薄、紫纹、瘀斑、肌肉萎缩、月经紊乱、闭经、阳痿、面色红润、痤疮、毛发增多等。有的伴有精神症状、色素沉着、异位促肾上腺皮质激素综合征，多数无典型外貌。无特异性降压药，单纯血压控制后，症状不能消失。

6.阻塞型睡眠呼吸暂停低通气综合征

好发于肥胖的中年男性，有不同程度的高血压病。表现为打鼾、日间嗜睡、肥胖。肥胖或呼吸道解剖结构异常是诱发因素，无特异性降压药。单纯血压控制后，症状不能消失。

7.肾素瘤

好发于青少年，女性多于男性，病程短，严重的血压升高，诱因不明。常伴左室肥厚、高肾素、高醛固酮、低钾致肌无力、心律不齐、夜尿多、烦渴、低比重尿，但眼底病变轻。对 ACEI 及 ARB 敏感。单纯血压控制后，症状不能消失。

8.甲状腺功能亢进继发高血压病

血压轻度升高（以收缩压升高为主，脉压差大），诱因不明。表现为血压升高、怕热、多汗、易饥饿、多食、心悸、心率增快、心音增强，严重者出现心房颤动、心力衰竭、腹泻、易激动、双手细微颤抖、眼征、月经稀少、阳痿。对 β受体阻滞药敏感。单纯血压控制后，症状不能消失。

9.甲状腺功能减退继发高血压病

血压轻度升高（以舒张压升高为主），伴有畏寒、乏力、表情淡漠、面色苍白、水肿、体重增加、唇厚舌大、皮肤粗厚、毛发稀疏、声音低沉、记忆力减退、智力低下、嗜睡、黏液性水肿、便秘、贫血。无特异性药。单纯血压控制后，症状不能消失。

10.主动脉缩窄

多见于青少年或婴儿，男性多见，病程、诱因不明。狭窄发生于主动脉弓降部（腹主动脉分叉处以上），上肢血压升高，而下肢血压不高或降低。反常的上下肢血压差，下肢动脉搏动减弱或消失，有冷感和乏力感。在胸背部和腰部可闻及收缩期血管杂音，并在肩胛间区、胸骨旁、腋部和中上腹可能有侧支循环动脉的搏动、震颤和杂音。婴儿型位于主动脉峡部，成人型位于动脉导管相接处。无特异性药，单纯血压控制后，症状不能消失。

11. 大动脉炎

好发于40岁及以下人群，女性多于男性，胸、腹主动脉狭窄，血压升高，病程短，诱因不明。局部症状或体征出现前数周，少数患者可有全身不适，易疲劳、发热、食欲缺乏、恶心、出汗、体重下降、肌痛、关节炎和结节红斑等。局部症状和体征出现后，全身症状可逐渐减轻或消失。头晕、头痛、视力减退、四肢间歇性活动疲劳、红细胞沉降率增快。

Ⅰ型（头臂动脉型）：颈动脉和椎动脉狭窄或闭塞导致脑部不同程度的缺血，表现为头昏、眩晕、头痛、记忆力减退、视物黑点、视力减退、视野缩小甚至失明，咀嚼无力和咀嚼疼痛等。上肢缺血导致上肢无力、发凉、酸痛、麻木，甚至肌肉萎缩。

Ⅱ型（胸、腹主动脉型）：下肢缺血导致下肢无力、酸痛、皮肤发凉和间歇性跛行。

（二）重要体征

高血压病患者最重要、最基本、最常规的体征就是坐位血压的测量。首诊高血压病患者强调测量卧位血压及四肢血压，伴头晕的高血压病患者还强调测量立位血压等。

体格检查方面注意以下几点：①检查血管搏动情况；②体型，强调测量腹围；③皮肤出汗及毛细血管情况；④有无面部及下肢水肿；⑤第二性征的发育情况，包括阴毛、乳房发育等；⑥心率及心脏杂音；⑦血管杂音，包括锁骨上、颈部、耳后、眼部、胸部、上腹部和腰背部血管；⑧眼底检查。

常见继发性高血压病的典型体征如下：

1. 原发性醛固酮增多症

心律失常，血压控制后体征未消失。

2. 嗜铬细胞瘤

血压极高、波动大、直立性低血压，约15%的患者可触及腹部肿块，低热或发作时体温升高，心律失常，血压控制后体征未消失。

3.肾血管性高血压病

血压高、舒张压中重度升高，腰部或腹部可闻及血管杂音（高调、粗糙收缩期或双期杂音），血压控制后体征未消失。

4.库欣综合征

满月脸、水牛背、锁骨上窝脂肪垫、悬垂腹、皮肤薄、紫纹、瘀斑、肌肉萎缩、水肿，血压控制后体征未消失。

5.阻塞型睡眠呼吸暂停低通气综合征

肥胖、打鼾，血压控制后体征未消失。

6.肾素瘤

心律不齐，血压控制后体征未消失。

7.甲状腺功能亢进继发高血压病

心率增快、心音增强、双手颤抖、甲状腺肿大、眼征，血压控制后体征未消失。

8.甲状腺功能减退继发高血压病

表情淡漠、嗜睡、面色苍白、黏液性水肿、体重增加、唇厚舌大、皮肤粗糙、毛发稀疏、声音低沉、心音低钝、心率减慢，血压控制后体征未消失。

9.主动脉缩窄

下肢动脉搏动减弱或消失，在胸背部和腰部可听到收缩期血管杂音，并在肩胛间区、胸骨旁、腋部和中上腹可能有侧支循环动脉的搏动、震颤和杂音，血压控制后体征未消失。

10.大动脉炎

动脉搏动减弱或消失，颈部、锁骨上下区、肾区等部位可闻及血管杂音，双上肢收缩压差大于10 mmHg，血压控制后体征未消失。

四、继发性高血压病的实验室检查

现在越来越多的人通过常规检查可发现低钾、肾上腺肿块、贫血、肾功能受损等问题。这些实验室数据来自就诊前体检、既往看病已做的检查资料及高血压病初诊患者的常规检查。实验室检查结果也是继发性高血压病筛查的方法。根据实验室检查结果阳性提示继发性高血压病，具体如下：

（一）血常规异常

白细胞计数升高（高血压病进展的预测指标），提示嗜铬细胞瘤；红细胞计数增多，提示原发性红细胞增多症、阻塞型睡眠呼吸暂停低通气综合征或使用促红细胞生成素所致；血红蛋白降低（贫血），提示肾实质性高血压病（急慢性肾小球肾炎、慢性肾功能不全等）、甲状腺功能减退继发高血压病。

（二）尿常规异常

蛋白尿提示肾性高血压病、嗜铬细胞瘤、原发性醛固酮增多症（病情严重者可出现肾损害）、皮质醇增多症或肾血管性高血压病；尿比重偏低提示原发性醛固酮增多症、肾素瘤；尿 pH 值中性或碱性，提示原发性醛固酮增多症；白细胞阳性提示原发性醛固酮增多症（易继发泌尿系感染）。

急性肾小球肾炎表现为蛋白尿、红细胞和管型尿，血中尿素氮和肌酐水平略增高；慢性肾盂肾炎急性期或慢性活性期表现为尿中白细胞增多，也可同时有蛋白、红细胞和颗粒管型。后期尿浓缩功能差，为低比重尿。

（三）肾功能异常

肌酐、尿素氮升高提示肾实质性高血压病、原发性醛固酮增多症（病情严重者可出现肾损害），尿酸高提示肾实质性高血压病导致肾功能不全。

（四）电解质异常

1.低钾

低钾提示原发性醛固酮增多症、Liddle综合征、肾血管性高血压病、肾实质性高血压病、皮质醇增多症、肾素瘤、急进性高血压病、长期服用利尿药导致的原发性高血压病。

2.高钾

高钾提示肾实质性高血压病等，表现为肾功能严重受损（肾小球滤过率<20 ml/min）或伴中度肾功能不全（肾小球滤过率20～60 ml/min）、集合小管功能受损。

（五）血糖异常

血糖升高提示嗜铬细胞瘤、甲状腺功能亢进、皮质醇增多症（糖代谢异常）、原发性醛固酮增多症。

（六）血脂异常

血脂异常提示嗜铬细胞瘤。

（七）甲状腺功能五项异常

总甲状腺素（TT4）、血清总三碘甲状腺原氨酸（TT3）升高（或仅TT3）、游离三碘甲状腺原氨酸（FT3）、游离甲状腺素（FT4）升高（或FT4正常）、促甲状腺素（TSH）降低，提示甲状腺功能亢进；TT4、TT3、FT3、FT4降低，TSH升高，提示甲状腺功能减退。

（八）肾素-血管紧张素-醛固酮系统检查异常

1.高醛固酮、低肾素

提示原发性醛固酮增多症。

2.肾素、醛固酮增高

提示肾血管性高血压病、肾实质性高血压病、肾素瘤或急进性恶性高血压病。

（九）心电图异常

1.心律失常

提示嗜铬细胞瘤、原发性醛固酮增多症、甲状腺功能亢进。

2.U波

提示原发性醛固酮增多症、肾素瘤。

（十）腹部 B 超异常

1.肾上腺占位性病变

提示原发性醛固酮增多症、嗜铬细胞瘤、皮质醇增多症。

2.肾脏占位病变

提示肾素瘤。

（十一）肾动脉超声异常

肾动脉狭窄提示肾血管性高血压病、大动脉炎。

总之，医生通过仔细查看最基本的常规检查项目，可了解高血压病患者所合并的最常见的代谢异常，部分靶器官受损的状况，提示绝大多数继发性高血压病的病因线索。因此，应充分重视患者的常规检查，利用好检查资料，以免造成医疗资源的浪费，给患者增加经济负担和身体损伤。

五、继发性高血压病的诊断程序

临床部分继发性高血压病的表现典型，与高血压病的因果关系明确，诊断并不困难，但有些继发性高血压病的病因少见或罕见，临床表现隐匿，诊断难度较大，容易误诊或漏诊。为提高继发性高血压病的诊断率，临床总结出了严谨的诊断流程，具体内容参见表1。

表1　继发性高血压病的诊断程序

步骤	依据	特定人群
重视筛查	警惕性高,相应知识丰富	代谢综合征,顽固性高血压病,血压波动大等,有发热、夜尿增多、乏力等表现
寻找依据	症状、体征、实验室检查	做过检查(体检就诊)的人有实验室检查结果,所有高血压病均可有症状、体征
确定对象	找到依据组合、分析	拟定某一种疾病的人
定性诊断	可疑对象定性特殊检查结果	确定对象
定因诊断	继发性高血压病原发疾病的原因	定因诊断的患者
定位诊断	影像学资料、同位素资料	定位诊断的患者

之所以以嗜铬细胞瘤为例介绍继发性高血压病的诊断程序，是因为嗜铬细胞瘤的临床表现具有多样性、易变性和突发性，这给诊断带来很大困难，如嗜铬细胞瘤诊断清楚了，其他继发性高血压病的诊断则迎刃而解。

（一）可疑对象的确定

1.症状典型

为便于记忆，提出6个"H"开头的英文字，包括hypertension（高血压病）、headache（头痛）、heart-throb palpitation（心悸）、hypermetabolism（高代谢）、hyperglycemia（高血糖症）、hyperhidrosis（多汗症）。

2.症状不典型

只有部分症状，甚至无症状。

（二）定性检查

定性诊断的指标包括血尿儿茶酚胺（CA）浓度的测定。①影响CA测定因素包括：含CA的药物，如去甲肾上腺素、肾上腺素、左旋多巴及甲基多巴；影响CA含量的药物，如拉贝洛尔、四环素、红霉素及氯丙嗪；含荧光影响CA测定的药物，如奎宁及哌替啶；突然停药引起CA升高的药物，如可乐定；引起CA增高的物品，如酒精。②一次或几次血浆CA浓度正常，不能除外嗜铬细胞瘤。③仅出现一次血CA升高，不能肯定嗜铬细胞瘤的诊断，如精神紧张、心绞痛等均可引起血CA升高，肾功能不全也会影响血CA排出，使血CA增高而出现假阳性，故嗜铬细胞瘤不发作时血CA升高比发作时血CA升高更有诊断价值。

（三）病因分类

嗜铬细胞瘤分良性、恶性，来源于肾上腺髓质或交感神经节。

（四）定位诊断

CT在双肾上腺部位及腔静脉分段取血CA峰值部位的检查结果呈阴性时，不能排除嗜铬细胞瘤，做进一步检查131I-MIBG显像，对多发、体积及恶性转移的嗜铬细胞瘤尤其适用，准确性高于CT。有阳性提示时，再用CT显像观察解剖位置及与周围脏器的关系，利于手术定位。

第三节 高血压病的诊断及危险分层

一、高血压病的诊断

(一)临床表现

1. 常见症状

大多数缺乏特殊的临床表现,不能被早期发现,常在健康体检测量血压或合并心脏、脑部、肾脏、眼底血管等并发症时才被诊断和引起重视。常出现头痛、头晕、头昏、心悸、面部潮红、颈项僵硬、乏力、易激动等症状,血压突然或明显升高时也可出现胸闷、烦躁不安、视物模糊等严重症状。通常情况下,因为高血压病导致的头痛会随血压下降而缓解或消失;高血压病患者有时会因其他原因引起头痛,如精神过度焦虑引起的紧张性头痛,合并偏头痛或合并青光眼,经反复测量血压,可明确该类头痛与血压水平无关。

监测血压期间,尤其注意血压波动时的症状,如果突然出现严重头晕、头痛、眩晕、恶心及呕吐等症状,应警惕是否发生急性脑血管病、合并降压过度或直立性低血压。当高血压病累及靶器官,可出现相应的脏器损伤表现,如心脏受损时出现胸闷、气短、心绞痛等症状,累及肾脏时出现多尿、蛋白尿等,累及眼底血管时出现视物模糊等症状。

高血压病发病过程隐匿,常导致诊断延误,最终影响患者的预后与转归,因此,在高血压病的诊断过程中除了关注其血压水平,还应考虑是否合并心脑血管疾病等其他危险因素以及靶器官损害的程度。

2. 合并靶器官损害症状

心血管病:合并心力衰竭时,患者可伴有明显呼吸困难、体力活动受限、体液潴留等;合并冠心病时,患者出现胸闷、胸痛等心绞痛症状;合并主动脉夹层时,患者伴有前胸或胸背部持续且难以忍受的撕裂样、刀割样疼痛,起病可达高峰,可向肩背部、腹部及下肢放射。

脑血管病:合并短暂性脑缺血发作(TIA)、脑梗死、脑出血时,可突发偏瘫、失语、感觉障碍等神经功能缺损的症状;当合并 TIA 时,神经功能缺损在一定时限内完全恢复正常,影像学不遗留脑缺血病灶。

慢性肾脏病（CKD）：合并CKD时，早期可无任何症状，或患者感觉乏力、有腰痛、夜尿增多、食欲缺乏、气促气短等不适。疾病后期，上述症状逐渐加重；当合并消化道出血、水电解质紊乱及急性左心衰时，可随时危及患者生命。

眼底病变：初期可无症状，当血压持续升高或一时性急剧升高时，可出现视力下降、视物模糊及视物遮挡等不适。部分患者在出现眼底病变时才知晓自己患有高血压病。

3.体征

血压监测：以往临床上常采用经过校准的汞柱式血压计，自2020年以来，我国为响应世界卫生组织（WHO）减少汞污染的倡议，全面普及了电子血压计。以诊室测量的血压值为准。取患者安静休息的坐位状态，测量上臂肱动脉部位血压，一般非同日监测3次，在未使用降压药物的情况下，收缩压均≥140 mmHg和（或）舒张压均≥90 mmHg即可诊断；对于高血压病患者来说，除了诊室血压值外，还应做到定期随访、长期管理，通过家庭自测及动态监测的方法进行诊断评估；既往有高血压病病史且正在服用降压药物的患者，虽测得血压正常，也应诊断高血压病。通常情况下，左右上臂血压相差值不超过10～20 mmHg，若两侧上臂血压相差较大，应进一步完善颈动脉彩超等检查，以明确有无锁骨下动脉及远端血管的病变。对于疑似体位性低血压的患者应分别测量卧、立位血压，同时双上臂测量进行对比，以明确原因。

合并靶器官损害：老年性主动脉硬化或高血压病合并主动脉瓣关闭不全时，因主动脉收缩压升高、舒张压降低、脉压增大，可出现周围血管体征。肾血管性高血压病因肾血管狭窄所致，在上腹部或背部肋脊角处可闻及血管杂音，凡进展迅速或突发加重的高血压病，应高度怀疑该病。高血压病性心脏病心尖部第一心音增强，主动脉瓣区第二心音高亢，若病情进展，则可闻及房颤、早搏等心律失常。

（二）实验室检查

1.常规化验项目

血常规、尿常规、血液生化指标（肾功、电解质、血糖、血脂、血尿酸）。

2.并发症时的检查项目

糖化血红蛋白、餐后血糖或糖耐量、心肌酶、血同型半胱氨酸、凝血功能、24小时尿蛋白定量、尿微量白蛋白测定等。

3.不能排除继发性高血压病时的检查项目

当不能排除有皮质醇增多症、原发性醛固酮增多症、嗜铬细胞瘤等时，查血和尿皮质醇、血浆肾素活性、血和尿中醛固酮值、血肾上腺素、去甲肾上腺素、血和尿儿茶酚胺等。

（三）辅助检查

1.动态血压监测

有利于发现隐匿性高血压病、诊室高血压病，用于评估血压波动范围、昼夜节律变化，便于指导临床用药。由自动定时血压计监测，连续监测24小时或以上。当动态血压出现如下情况即可考虑为异常，应进行下一步血压监测追踪、随访：24小时平均血压>130/80 mmHg，白天平均值>135/85 mmHg，夜间平均值>120/70 mmHg。

2.眼底检查

可判断高血压病情程度及了解预后。合并眼底病变时可见动脉缩窄、粗细不均、血管迂曲、铜丝动脉、银丝动脉。硬化的动脉将静脉压断，出现视网膜水肿等表现。

3.心电图

通过心电图可探究左心室高电压、左心室肥厚与血压之间的关系。

4.心脏彩超

用于高血压病合并心脏病变的辅助诊断，目前已成为诊断左心室肥厚的金标准，检查出左心室肥厚的敏感性高于心电图，还能检查心脏功能、房室腔大小、心肌质量，从而用于指导临床诊断与治疗。

5.胸部X线检查

不能直接显示病变本身，而是间接依据心脏轮廓的改变来推测房室、血管增大或缩小，从而来判断高血压对心脏的损害情况。

6.颈动脉彩超

可检查颈部血管正常解剖结构及血流动力学情况，高血压病高危人群应常规行颈动脉彩超检查，及早发现动脉粥样硬化斑块，及早干预和治疗。

7.其他检查

当怀疑患有继发性高血压病时，应查肾脏彩超、肾动脉造影、肾上腺CT、肾上腺彩超或磁共振等以鉴别。

二、高血压病的危险分层

用于对高血压病患者的预后评估，主要包括血压水平、是否合并靶器官损害及其他心血管危险因素。分层具体标准及预后影响因素分别参见表2和表3。

表2　高血压病患者的心血管危险分层标准

高血压病	其他危险因素和病史			
	无	1~2个其他危险因素	≥3个其他危险因素或靶器官损害	临床并发症或合并糖尿病
1	低危	中危	高危	很高危
2	中危	中危	高危	很高危
3	高危	很高危	很高危	很高危

表3　高血压病患者心血管预后重要影响因素

心血管危险因素	靶器官损害	伴随临床疾病
男性>55岁,女性>65岁 血脂异常 TC≥5.7 mmol/L 或 LDL-C>3.3 mmol/L 或 HDL-C<1.0 mmol/L 高血压病(1~3级) 早发心血管疾病家族史(一级亲属发病年龄:男性<55岁,女性<65岁) 吸烟 Hcy≥10 μmol/L 糖耐量受损和(或)空腹血糖受损 腹型肥胖:(男性腰围≥90 cm,女性腰围≥85 cm)或肥胖(BMI≥28 kg/m²)	左心室肥厚: ①心电图:Sokolow指数(SV_1+RV_5)>38mm 或 Cornell 指数 ($RaVL+SV_3$)>2440 mm·ms ②超声心动图 LVMI:男性≥125 g/m²、女性≥120 g/m² 颈动脉超声 IMT≥0.9 mm 或动脉粥样硬化斑块 颈、股动脉 PWV≥12m/s ABI<0.9 eGFR<min·L/3㎡或血肌酐轻度升高,血肌酐 115~133 μmol/L(男性),107~124 μmol/L(女性) 尿微量白蛋白 30~300 mg/24h 或白蛋白/肌酐≥30 mg/g	脑血管病:脑出血、缺血性脑卒中、短暂性脑缺血发作 心脏疾病:心肌梗死、心绞痛、冠脉血运重建、慢性心衰 视网膜病变:出血或渗出、视盘水肿 肾脏疾病:糖尿病肾病、肾功能受损、Cr≥133 μmol/l(男性)、Cr≥124 μmol/l(女性)、尿蛋白≥300 mg/24 h 周围血管疾病 糖尿病

注：TC为总胆固醇，LDL-C为低密度脂蛋白胆固醇，HDL-C为高密度脂蛋白胆固醇，BMI为体重指数，Hcy为同型半胱氨酸，LVMI为左心室质量指数，PWV为脉搏波传导速度，IMT为内膜中层厚度，ABI为踝臂指数，eGFR为估测的肾小球滤过率，Cr为肌酐。

第四节　H型高血压病

一、概述

同型半胱氨酸（Hcy）是一种含硫氨基酸，体内有三种代谢途径，其中涉及维生素B_6依赖的胱硫醚β-合酶、甜菜碱高半胱氨酸甲基转移酶、蛋氨酸合酶、亚甲基四氢叶酸还原酶、叶酸等代谢酶与辅酶，上述酶的缺陷与突变均可导致Hcy水平升高。

1969年，美国病理学家Kilmer McCully首次提出"高Hcy导致动脉粥样硬化性心血管疾病"的理论假说：Hcy是心脑血管疾病的独立危险因素。McCully通过尸体解剖，阐述了高Hcy导致心脑血管事件的病理生理变化，包括：发生氧化应激反应，促进炎症效应发生，导致血管内皮功能障碍等。

2008年，中国学者们提出H型高血压病的概念，即伴有Hcy升高（≥10 μmol/L）的原发性高血压病。《H型高血压病诊断与治疗专家共识》中提出，H型高血压病不仅仅是高Hcy与高血压病的单纯组合，当两种疾病同时存在时将成倍增加脑卒中的发病风险。Refsum等研究结果表明，血浆Hcy含量与血压水平呈连续正相关关系。有大量研究显示，高Hcy与血压升高关系密切。Weld等研究结果表明，Hcy每升高5 μmol/L，脑卒中风险便增加约59%，而Hcy每降低3 μmol/L，脑卒中风险可降低约24%。

全国第三次死因调查报告表明，脑血管病已居我国居民死亡原因首位；高血压病是脑卒中最主要的独立危险因素，但是，我国脑卒中不断增高的死亡率与持续升高的高血压病控制率不同步。专家们通过进一步寻求与探索，于2016年在《H型高血压病诊断与治疗专家共识》一文中提出：H型高血压病是导致中国脑卒中高发病率的重要危险因素。

二、高Hcy导致心脑血管病的病理基础

高Hcy主要从以下几方面促成动脉粥样硬化形成：

一是高Hcy可以通过抑制一氧化氮活性促进内皮细胞损伤，引起内质网应激状态，从而导致细胞坏死。

二是高Hcy可促进钙离子内流、钙释放，进而促进血管平滑肌细胞的增殖。

三是高Hcy能促进血管内皮细胞对氧化型低密度脂蛋白的摄取，可通过抑制卵磷脂胆固醇脂酰基转移酶而降低高密度脂蛋白胆固醇水平；增加胆固醇的积累，促进泡沫细胞的形成。

四是高Hcy减少血小板及一氧化氮合成，改变花生四烯酸代谢途径等，最终促进血小板聚集。

五是高Hcy与自管内皮细胞相互作用，导致血管壁炎症损伤而促进动脉粥样硬化的发生。

三、同型半胱氨酸含量与血压水平、血压调控的关系

多个研究表明，H型高血压发病率占高血压发病率的75%左右，这是我国高血压病发病的整体表现；研究表明，血Hcy水平与收缩压、舒张压均呈连续正相关关系；研究表明，高叶酸摄入显著降低新发高血压病风险，且高Hcy与高血压病在脑卒中患病及发病中起协同作用，在控制血压的同时降低Hcy，能降低脑卒中发病率的20%。

四、H型高血压病与脑卒中发生、H型高血压病控制情况对脑卒中预后影响的研究

霍勇老师课题组的一项大规模前瞻性研究结果表明，高Hcy和高血压病是脑卒中发病和死亡风险的独立危险因素，且两者在脑卒中发病及死亡率中起协同作用。我国另有一项前瞻性研究Meta分析表明，血Hcy含量每降低3 μmol/L，脑卒中发生风险率可降低19%，这为脑血管病一级预防提供了新的思路。在我国，降压同时加用叶酸治疗符合H型高血压病的治疗模式。

五、H型高血压病与肾损害、大血管损害等疾病的关系

有大量研究发现，高Hcy在腹主动脉瘤、主动脉夹层的发生、发展及瘤体破裂中起重要作用，其发病机制多考虑与以下因素有关：高Hcy水平可能通过遗传

易感性，促进动脉粥样硬化、细胞外基质成分重塑及慢性炎症反应增强等，但目前尚没有充分的试验数据来说明高Hcy与腹主动脉瘤、主动脉夹层等之间的因果关联，仍需进一步研究来证实。药理模型研究显示，慢性肾脏病患者多合并高Hcy，多考虑与肾实质损害而导致对Hcy的排泄功能减退有关，且合并血液透析的患者，其叶酸、维生素B_6及维生素B_{12}的缺乏与丢失也是肾脏病合并高Hcy的重要原因。中国脑卒中一级预防研究（China Stroke Primary Prevention Trial）表明，适量补充叶酸可显著延缓高血压病肾损害患者的病情进展，有护肾作用。

六、治疗

（一）西医治疗

中国脑卒中一级预防研究结果显示，叶酸能显著降低高胆固醇、糖尿病等导致的脑卒中的发病风险；依那普利叶酸片能降低高血压病肾损害伴有重度蛋白尿患者的死亡风险，可显著降低高血压病患者的尿酸水平。叶酸可直接改善内皮细胞的功能且可抗氧化，是目前临床上可以降低Hcy的安全有效的方法。目前，经国家食品药品监督管理总局批准的依那普利叶酸片（10 mg依那普利：0.8 mg叶酸）的适应证是H型高血压病，推荐0.8 mg叶酸是疗效较好的剂量规格。

因此，H型高血压的治疗目标是在降压达标的同时降低血Hcy含量，具体方法如下：①生活方式干预，运动、减重、限盐等基础管理；②摄入含叶酸的食物，如绿叶蔬菜、谷类、豆类、动物肝脏等；③药物治疗选择含有0.8 mg叶酸的复方制剂（依那普利叶酸片），根据靶器官损害及心血管病风险预测等情况，必要时在此基础上联合其他类降压药物，争取血压平稳达标。

（二）中医辨证治疗

H型高血压病属中医学"眩晕、头痛"范畴，中医辨证施治多参考2002年版《中药新药临床研究指导原则》。临床上，患者多分属肝火上炎、阴虚阳亢、痰瘀阻窍、肾精不足等四种证型。治疗原则与方药分别为：清火息风，方选天麻钩藤饮加减；滋阴潜阳，方选镇肝息风汤加减；化痰行瘀，方选半夏白术天麻汤联合通窍活血汤加减；补益肝肾，方选河车大造丸加减。

大量研究表明，中药汤剂治疗H型高血压病时，能明显降低血压与血Hcy含量，改善中药证候积分；单独采用中药治疗H型高血压病可获良效，如天麻、砂仁、半夏、菖蒲、郁金等。

第二章

中医对高血压病的认识

高血压病是一种病因尚未明确的、以血压升高为主要表现的疾病。因其发病率逐年增高，且容易造成严重的并发症而越来越受到重视。祖国医学虽然没有"高血压病"这一病名，但文献中对其病因、发病机制、症状和治疗方法早有记载。本章内容将系统介绍中医对高血压病的认识，包括病因病机、辨证分型和治则、治法等。

第一节　高血压病的病因病机

一、病因

高血压病的病因分为先天因素和后天因素两大类。先天因素是由人体先天禀赋的差异性所决定的。《内经》是医学史上最早论述人体先天禀赋现象的重要著作，《内经》在五行归属、阴阳含量、机能特征等方面划分出不同人体由于先天禀赋的差异而造就的不同体质。人类先天禀赋的差异性是绝对的，先天禀赋对于高血压病的发生和发展都具有极大的影响力。后天因素受到饮食起居、生活习惯、社会和心理环境等方面的影响，种类繁多且能互相影响与转化。

（一）先天因素

1.肝肾阴亏阳亢体质

先天肝肾阴液不足，正如《素问·阴阳应象大论》中曰："年四十，而阴气自半也，起居衰矣。"阴亏不能制敛阳气，阳气骄纵而化风，肝风上扬致使血压升高。

2.肝阳肝火偏盛体质

素体肝阳亢盛，易怒。《类证治裁·眩晕》有云："良由肝胆乃风木之脏，相火内寄，其性主动主升。"肝为刚脏，喜条达而恶抑郁，体属肝火偏旺，易肝阳化火生风，肝风夹气血而上涌，则血压升高。

3.脾虚、痰湿内盛体质

李东垣在《脾胃论·脾胃虚实传变论》中曰："故夫饮食失节，寒温不适，脾胃乃伤……脾胃一伤，五乱互作，其始病遍身壮热，头痛目眩，肢体沉重……"先天脾胃虚弱，运化欠佳，导致水谷不化精微而生痰湿，痰湿内停，湿生热，热生风，日久痰浊生风上扰，而见血压升高之症。

4.肾精亏虚、髓海不足体质

脏腑羸弱，生长发育迟缓，气血亏损，脉道不利或血虚风动，出现血压升高的症状。如《灵枢·口问》记载"上气不足，脑为之不满，耳为之苦鸣，头为之苦倾，目为之眩"，《灵枢·海论》中也提到"髓海不足，则脑转耳鸣，胫酸眩冒，目无所见，懈怠安卧"，这些症状都会在血压升高时出现。

（二）后天因素

1.情志失调

长期精神紧张或情志不遂，七情过极，肝失条达，以致肝气郁结，郁而化火；或因大怒，怒则气上，可引起肝火上炎；火性炎上，上扰清空，而致血压升高，可见眩晕、头痛。严重时，如《素问·生气通天论》所载"大怒则形气绝，而血菀于上，使人薄厥"，可见血压骤升而昏厥。火为阳邪，最易伤阴，肝火耗伤肝肾阴血，阴不涵阳而致阳亢。阳亢则生风，阳亢夹气血上涌而致血压升高，即所谓："……而木复生火，风火皆属阳，多为兼化，阳主乎动，两动相搏，则为之旋转。"（《素问·玄机原病式·五运主病》）。惊则气乱，气机升降出入失常，气不能帅血正常运行，则血脉失调，可导致血压升高。

2.饮食失宜

饮食不节，过食膏粱厚味，或饮酒无度，伤及脾胃，脾虚失健，湿浊内蕴，日久生痰，痰浊阻滞，或上逆，或停滞中州。饮食失节亦导致脾胃虚弱，脾虚则痰湿内生；清阳不升、浊阴不降，夹杂肝风而上扰，则出现血压升高，可见眩晕、头痛诸症。《素问·五脏生成》中记载"是故多食咸，则脉凝泣而变色"，说明在日常生活中，盐摄入过量则导致血脉不利而血压升高。

3.烦劳过度

烦劳过度易耗伤人体阴精，致使阳气无以制衡，引动风阳上扰，气血上逆，久之则见煎厥，正如《素问·生气通天论》所说"阳气者，烦劳则张，精绝，辟积于夏，使人煎厥。目盲不可以视，耳闭不可以听，溃溃乎若坏都，汩汩乎不可止"。房事不节，损伤肾精，肾水不足，不能濡养肝木，肝木失于条达，而肝阳亢逆于上，气血上涌则血压升高；过逸则伤气，久卧伤气，过于安逸则气机停滞，无以帅血运行，气滞血瘀，脉道不通，血压随之升高。

4.年老体虚

年老之人，先天之精消耗日久，肾元不固。肾精不足，髓海空虚而见血压升高；肝肾乙癸同源，肾主藏精，肝主藏血，精血互生。年老肾精不足，精血亏损，水不涵木，肝阴不足，肝阳上亢，肝风内动，夹气血上涌，则可发为高血压病，而见头痛、眩晕。

5.久病体虚

久病则邪气入络，由气分侵及血分。气血瘀滞阻塞脉络，或瘀久损伤脉络，脉道不畅，血压升高；或久病不愈，耗伤气血，则致气血亏损，不能上注清窍而血压升高，而见眩晕、头痛。脾胃为后天之本，气血生化之源。久病体虚，脾胃虚弱，痰湿内生，郁久化热，形成痰火内患，以至于火盛伤阴，形成阴亏于下、痰火上蒙的局面，而导致血压升高。如《伤寒论》第六十七条："伤寒，若吐，若下后，心下逆满，气上冲胸，起则头眩……"解释了治疗不当导致眩晕等高血压病的症状。

6.药毒损伤或病后失调

用药不慎，或者药物泛滥，损伤脾胃之气，或耗伤人体精血真阴，从而打破机体的阴阳平衡，气血运行紊乱，导致血压升高。

二、病机

（一）五脏病机

高血压病的中医脏腑定位历来比较统一，皆倾向于心、肝、脾、肾四脏，而以肝、肾为主。

《内经》中记载"诸风掉眩，皆属于肝"，盖因肝为风木之脏，体阴用阳，主动主升。肝为刚脏，主疏泄，喜条达而恶抑郁，情志不舒，肝失疏泄，气机郁滞；"气有余便是火"，肝气郁久化火，肝火上炎，气血上逆。素体阳盛，阴阳失调，日久阳亢于上；或七情过度，郁怒不已，肝失条达，气结失畅，化火耗阴，而致风阳上扰，以上诸种肝脏病机皆可引发精神不爽、头晕目眩、头痛等高血压病症状。

脾主运化，喜燥而恶湿。饮食失节，过食肥甘厚味，损伤脾胃；或忧思劳倦，伤及脾胃，以致脾阳不振，健运失司，水液代谢异常，凝聚为痰，痰湿中阻，清阳不升，浊阴不降，蒙蔽清窍，而为眩晕、头痛。或痰浊日久化火，上扰脑窍，发为眩晕欲仆、头痛等类似于高血压病的症状。

肾为水脏，为一身阴阳之根，肾阴不足则无以上济肝阴，常肝肾相合为病。肝肾阴虚，不能涵养阳气，导致阳气逆乱，上扰脑窍；肾阳不足，失去蒸腾气化之力，气、血、水运化失常，气不运则滞，血不行则瘀，水不化则凝，瘀血与水湿互结，导致血脉逆乱；肾精不足，髓海空虚，脑窍失养，出现《灵枢·海论》中所谓的"髓海不足，则脑转耳鸣，胫酸眩冒"等类似于血压升高时的症状。

心为阳中之阳，主血脉而藏神，心气不足，无力推动血液运行脉中，脉道不充或络脉瘀滞，脑窍失养；心主火暴盛，气血运行加速，血脉扩张，导致头晕、头痛等症状。肺主宣发肃降，调节气机，并且肺脏还能朝百脉，肺气宣发肃降失常则全身气机不畅，朝百脉的功能紊乱，同样导致血脉气血逆乱，使血压升高。

高血压病早期累及肝、肺，中期累及心、脾、肾，后期则以累及肝、肾为主。各脏腑间是相互联系的，相因为病，病久脏腑虚损，气血失和；肝郁气滞、脾虚湿滞、肝肾阴虚、阴虚火旺、灼精熬血等诸种原因均可导致血脉瘀阻，气血不能荣于头目，而为眩晕、头痛，且肝火内灼伤阴可导致肝肾阴虚，肝病及脾致使脾的运化失常，肾之阴阳不协调导致全身阴阳失衡。因此，高血压病并不是一个脏腑的病变，而是多个脏腑的综合病变。

（二）阴阳病机

阴阳学说是人体的生理功能和病理变化的根本。阴阳的偏盛偏衰导致机体疾病的发生，阴阳失调是一切疾病发生的根本原因，也是高血压病发生的根本原因。而阴阳之间是相互影响、相互制约的，"孤阴不生，独阳不长""阴盛则阳病，阳盛则阴病"。对于高血压病病机而言，肝气郁滞日久化火，火炎日久灼伤阴液，水不涵木，导致肝阴虚，无以敛阳而发肝阳上亢，肝肾乙癸同源，日久阴精亏损累及阳气化生不足，形成阴损及阳的阴阳两虚证。在高血压病的各个阶段，阴阳失衡始终是发病的最基本病理状态。早期是以肝阳上亢、肝火上炎为主，在高血压病中晚期，阴虚乃至阴阳两虚表现更加突出，因而在临床上，调整阴阳平衡显得尤为重要。通过调整机体阴阳平衡，可以从根本上解除高血压病发生和发展的内在因素。

（三）气血病机

对于高血压病而言，从气血辨证具有现实的临床意义，不论气的病变还是血的病变，抑或气血同病，都可引发头痛、眩晕、中风等类似高血压病的病症表现。《素问·调经论》云："血气不和，百病乃变化而生。"气血是构成人体的基本物质，是脏腑功能活动的物质基础。气血失衡，必然影响机体的各种生理功能，引发疾病，正如《素问·举痛论》云："余知百病生于气也。怒则气上，喜则气缓，悲则气消，恐则气下，寒则气收，炅则气泄，惊则气乱，劳则气耗，思则气结，九气不同，何病之生？岐伯曰：'怒则气逆，甚则呕血及飧泄，故气上矣……惊则心无所倚，神无所归，虑无所定，故气乱矣。劳则喘息汗出，外内皆越，故气耗矣。思则心有所存，神有所归，正气留而不行，故气结矣。'"气与血在生理和病理上常常相互影响，相合为病。肝失疏泄，气机失调，肝气郁滞不畅，郁久化火，气火上逆，发为头痛、中风等。血可载气，气可生血，气虚则血不足，气滞则血虚。血液运行不畅，停滞为瘀，瘀阻脉络，则眩晕、头痛。血热常夹杂气火上冲脑窍而为病，气血两虚、气虚血瘀、气滞血瘀、气火与血热相兼等，都是常见病机。

（四）虚实病机

高血压病的病因虽然有上述多种，但是其基本病理变化不外乎虚、实及虚实夹杂三种病理变化。

虚者见于正气虚弱，脏腑气血不足，功能减退，气化无力。本虚可见肝肾阴阳两虚，脾胃虚弱；肝肾阴血亏虚者，血主濡之，脉不得濡养而硬化，或者阴血不足，肝木失于濡养，而不得条达，肝气横逆，虚风内动，气血随之上涌。脾胃为后天之本，气血生化之源，脾胃虚弱者，阴火内生，导致人体虚性亢奋，从而导致血压升高；或脾胃虚弱失于健运，水谷精微不能化生气血而化为痰湿，痰湿内盛聚于血脉损伤脉络，导致脉络之中痰湿阻滞，气血不得周流而聚于上焦，气血上涌则血压升高；或痰湿内停日久伤及血分，痰瘀互阻，损伤脉络；或痰湿内盛日久聚而生热，痰热生风上扰头目。

实者多见风、火、痰、瘀上犯清窍，或是扰乱血脉，气血不能循其道，而导致血脉逆乱，上冲于脑，横窜经络，甚至出现昏仆、失语、半身不遂等症状。

高血压病的最常见、最基本病机是虚实夹杂，本虚标实。以正气不足为本，风火痰气瘀为标，并且在高血压病的病变过程中各个证候之间是相互转化的。则如，素体脾胃虚弱，阴火内生，出现虚性血压升高，而脾虚又可以导致痰湿内生，痰湿之邪日久生风，则可出现血压升高。临床上可以表现为脾胃气血亏虚兼有痰湿中阻的证候。再者痰湿内生，日久聚而生热，痰热生风，痰热日久又可伤及阴液，形成痰火上扰、真阴内亏的局面。因此，临床上高血压病早期阶段，主要是以肝气郁结、肝火上炎、肝阳上亢为基本病机，以实证为主。高血压病中期，患者多集中在中老年阶段，人体正气渐虚，阴虚阳亢渐显，痰瘀之象突出，邪正交争剧烈，故病机表现多为虚实相兼而偏于实证。当疾病发展至晚期，患者正气虚衰，肾之阴阳失衡，阴损及阳，最终阴阳两虚，临床表现以虚证为主。

（五）经络病机

高血压病最常见的症状是头痛、头晕，按照中医的经络走行来分析高血压病的病机，对于高血压病的治疗具有指导意义。

前额疼痛主要是阳明经的病变。《灵枢·经脉》载："胃足阳明之脉，起于鼻之交頞中，旁纳太阳之脉，下循鼻外，入上齿中，还出挟口，环唇，下交承浆，却循颐后下廉，出大迎，循颊车，上耳前，过客主人，循发际，至额颅。"

足太阳膀胱经病变主要不适部位在头后及颈。《灵枢·经脉》载："膀胱足太阳之脉，起于目内眦，上额，交巅；其支者，从巅至耳上角；其直者，从巅入络脑，还出别下项……是动则病：冲头痛，目似脱，项如拔……是主筋所生病者……癫疾，头囟项痛。"

足少阳胆经病变的不适部位多为头侧。《灵枢·经脉》载："胆足少阳之脉，起于目锐眦，上抵头角，下耳后，循颈，行手少阳之前，至肩上，却交出手少阳之后，入缺盆。其支者，从耳后入耳中，出走耳前，至目锐眦后；其支者，别锐眦，下大迎，合于手少阳……是动则病口苦，善太息……是主骨所生病者，头痛……"

足厥阴肝经病变不适多发于巅顶。《灵枢·经脉》载："肝足厥阴之脉，起于大趾丛毛之际……上贯膈，布胁肋，循喉咙之后，上入颃颡，连目系，上出额，与督脉会于巅。"

（六）病理因素

"风"的性质与特点决定了其与高血压病的密切关系。风邪分内外，高血压病的病理因素与内风息息相关。内风由内脏机能失调而生，尤其与肝相关，种种原因导致的肝阳偏盛会引起肝风内动。所谓"诸风掉眩，皆属于肝"，说明在肝风影响下，机体会出现眩晕、肢体麻木、震颤等症状。这些症状也是高血压病的常见症状，是"风"的进一步发展。

火为五志过极所生，朱丹溪有言："无火不晕""气有余便是火"，指出了脏腑功能失调、阳气郁结化火的病机。高血压病多与肝火有直接关系，若阴虚体质，易肝阳上亢；或情志过极，气郁化火，上扰清窍，可发为眩晕；又若肾虚，水不涵木，导致肝火上炎发为头痛。此为火极生风，可见火与风的共同证候。

《丹溪心法》中有"无痰不眩"之说，"痰"也是高血压病的病因之一。此病凡因痰而起者，多与肺、脾、肾有关。肺失宣降，则可停聚，脾虚运化无力，水湿不行亦可成痰；肾阳不足，水不化气也能成痰。痰浊随气升降，无所不至，上扰头窍则发为眩晕。尤其是年老体胖的人，多湿多虚，高血压病也就因为其脾肾两虚、水湿不化致痰浊盛而形成。此痰并非单指存在于呼吸道的分泌物，浊痰上冒则眩晕，痰蒙心窍则神昏，痰阻经络则肢体不利。因此，这广义之痰也包括了头目眩晕、恶心呕吐、心悸气短或昏不识人等痰饮证。

百病皆生于气，高血压病也是如此。气滞则可导致痰湿内阻，气滞则血瘀，气逆则生风，气郁则化火，气是高血压病常常并兼的病理因素，因此，也是治疗时的着手点。

病情日久，累及血分。一则血脉瘀滞，阻塞脉络，导致血脉不畅；二则瘀血日久，损伤脉络，导致气机阻滞，则脾不得为胃行其津液，最终导致痰停气滞、瘀血互阻的局面，导致血压升高常见的证候。

总之，高血压病的病理因素常见的是风火痰气瘀，它们之间或者单独发病，或者相互夹杂，具有复杂性。

第二节　高血压病的辨证分型

一、辨证要点

（一）辨虚实

本病多属本虚标实，肝肾阴虚、气血不足为病之本，痰、瘀、风、火为病之标。急者多偏实，缓者多偏虚。

（二）因时、因地、因人制宜

高血压病受季节的影响，表现为夏季血压较低，临床较易控制，冬春季血压较高，控制难度加大；又有地域特征，北方人的血压普遍高于南方人，西北地区盐敏感性高血压病患者较多；血压还具有24小时昼夜节律，第一个高峰多出现在早晨6～8时，第二个高峰出现在下午5～7时。这说明阴阳受季节及地域影响较大，而表现出血压的南低北高、季节性波动、昼夜波动规律。女性高血压病与男性高血压病的阴阳虚实变化不同，研究对中老年高血压病的证候调查结果发现，男性依次以肾、心、肝虚为主，女性依次以肝、心、肾虚为主，而妊娠期高血压病则以阴血不足为主，所以还要结合性别、年龄进行辨证。

二、鉴别要点

（一）辨外感与内伤

高血压病常见头痛、头晕，治疗时应当辨别外感引起的这些症状。外感引起的头痛、眩晕是外邪致病，多由于感受风寒、风热之邪引起，属于实证，起病急，一般疼痛较重，多表现为灼痛、胀痛、掣痛、跳痛，痛无休止，并兼风寒、汗出、脉浮等症状。内伤头痛、眩晕以虚证或者虚实夹杂证较为多见，起病慢、病程长、疼痛较轻，表现为隐痛、昏痛，痛势悠悠，遇劳加重，时作时止。由于肝阳上亢、痰浊内阻、瘀血阻络所致者，多表现为头晕胀痛，或者头晕昏痛，或刺痛钝痛，痛点固定，常伴痰浊瘀血的证候。

（二）辨相关脏腑

眩晕头痛病在清窍，但与肝、脾、肾三脏的功能失调有关。肝阳上亢之眩晕头痛，兼有面色潮红、急躁易怒、口苦、脉弦等症状。脾胃虚弱、气血虚弱引起的头痛眩晕，兼有纳呆、乏力、面色㿠白等症状。脾失健运、痰湿中阻之眩晕头痛，兼有纳呆、呕恶、头痛、苔腻、脉滑等症状。肝肾阴液不足之头痛眩晕，多兼有腰腿酸软、耳鸣如蝉、五心烦热、盗汗、脉细等症状。

（三）辨标本虚实

凡病程较长、反复发作、遇劳即发，伴有两目干涩、腰膝酸软，或者面色淡白、神疲乏力、脉细或者脉弱者，属于虚证，多由于精血不足或者气血亏虚所致。凡病程短、突然发作、眩晕重、视物旋转，伴有呕恶痰涎、头痛面赤、形体壮实者，所属于实证。其中，痰湿所致者，头重昏蒙，胸闷呕恶，苔腻脉滑；瘀血所致者，头晕头痛，痛点固定，唇舌紫暗，舌有瘀斑；肝阳风火所致者，眩晕头痛，面赤，烦躁，口苦，肢麻震颤，甚则昏仆，脉弦有力或者弦数。

（四）辨气血

一般初病在气，有气滞、气虚之分。气滞者，多见头胀痛，或者偏头痛，兼有恶心呕吐、嗳气频频、两肋胀痛，疼痛与情志因素有关；气虚者，指脾胃气虚，多见有食少纳呆、食后腹胀、大便溏薄、面色少华，头痛多见头空痛。在血者，疼痛部位固定不移，痛如针刺，舌质紫暗或有瘀斑，脉涩。

三、证候分型

（一）肝火上炎证

临床表现：头晕目眩，口干，口苦，目赤或目涩，便秘、溲赤，心烦易怒、性情急躁，夜难寐，舌质红、舌苔黄或燥，脉象弦数或弦紧。

证候分析：肝火上升，肝阴受损或肝阴不足。肝主疏泄功能失调，肝气受阻，胆汁不能正常排泄，故口干口苦。肝开窍于目，肝火上炎则目赤或目涩。肝郁气滞，即心烦易怒、性情急躁。肝火内扰心神，故有失眠。肝火上冲，血随之上涌，故血压升高而头晕目眩，头胀痛。舌质红、舌苔黄或燥，均为火象；脉弦数或弦紧，均为肝火上炎之象。

（二）肝阳上亢证

临床表现：头痛头晕，耳鸣目眩，面赤目涩，急躁易怒，声亢语激，少寐多梦，多汗，腰膝酸软，甚则仆倒，肢麻震颤，颜面潮红，舌红苔黄，脉弦或数。

证候分析：肝肾阴虚，肝阳亢盛，肝阳风火上扰清窍。阳亢则面赤目涩、面目潮红，气血随之上涌，故有头痛头晕、耳鸣目眩、血压升高。阴虚则阳盛，故而急躁易怒；阳亢扰心，故而少寐多梦。阳气亢盛，耗气而伤阴，出现多汗、腰膝酸软、肢麻震颤之症。舌红苔黄、脉弦或弦数，均为肝阳上亢之象。

（三）气血亏虚证

临床表现：头痛眩晕，动则加剧且劳累即发，面色㿠白，神疲乏力，倦怠懒言，唇甲不华，心悸少寐，纳少腹胀，舌淡苔薄白，脉细弱。

证候分析：气血亏虚，不能上荣于头面；髓海空虚，则头痛头晕。气血不足、心神失养，则神疲乏力、心悸少寐。脾胃为气血生化之源，气血虚久，伤及脾胃，脾胃虚弱，则纳少腹胀。舌淡、脉细弱，均为气血不足之象。

（四）气血逆乱证

临床表现：眩晕或头痛，目胀耳鸣，急躁易怒，或有面色如醉，心悸失眠，时常嗳气，小便不利，舌暗、舌下脉络迂曲，脉弦长有力。

证候分析：气血随之逆乱，即《素问·调经论》所谓"血之与气，并走于上，则为大厥，厥则暴死，气复反则生，不反则死"；肝气郁滞日久则肝阳化热上扰，又肝旺乘脾，以致脾弱不运，水湿停聚，日久波及血分，血脉瘀阻。最终导致气血逆乱、气滞、血瘀、水停。

（五）气滞血瘀证

临床表现：头痛头胀、眩晕，面红目赤，烦躁易怒，唇甲青紫，四肢麻木，身重如裹，周身困倦，神疲嗜睡，腹胀痞满，苔白腻、舌质暗，脉涩。

证候分析：气为血之帅，气行则血行，气机不顺，血脉也为之阻塞。气机郁滞则头痛头胀，肝气郁滞则烦躁易怒、腹胀。脾胃之气郁滞不能升降则痞满，瘀血内阻则痛有定处。舌质暗、脉涩，均为气滞血瘀之象。

（六）气虚血瘀证

临床表现：眩晕乏力，心悸气短，失眠多梦，纳呆，困倦，头痛而有定处，夜间疼痛加重，女子月经量多或经期延长，舌质淡暗、苔薄，脉结代。

证候分析：脾胃为气血生化之源，气虚则乏力懒言、困倦失眠。女子则月经量多，经期延长；气不行血、瘀血内阻，则痛有定处且夜间加重。舌质淡暗、脉结代，均为气虚血瘀之象。

（七）肝热夹瘀证

临床表现：头痛头晕，口苦，口渴喜冷饮，目赤面红，心烦易怒，多梦，大便干燥，少腹刺痛，痛有定处，小便黄赤，舌红苔黄，脉弦数。

证候分析：肝藏血，肝为刚脏主疏泄。肝热内生则口苦目赤，心烦易怒；肝火上炎则头痛头晕，火盛伤阴，阴血不能互生；或瘀血日久，肝气不疏，日久生热，痛有定处且痛处发热，肝火下移则小便黄。舌红苔黄、脉弦数，均为肝热夹瘀之象。

（八）阴虚夹瘀证

临床表现：眩晕，头痛而有定处，心悸气短，心烦失眠，口干口渴，五心烦热，盗汗，腰膝酸软，肢体麻木，女子月经量少、色暗，舌苔薄、舌质暗红且有瘀点或瘀斑，脉沉细或弦细。

证候分析：阴亏内热则心烦失眠，口干口渴，五心烦热，盗汗；瘀血内阻则痛有定处；二者相互作用则心悸，肢体麻木；经脉不得濡养，则腰膝酸软，肢麻震颤，女子则月经量少而色暗。舌苔薄白、舌质暗红且有瘀点、脉弦细涩，均为阴虚夹瘀之象。

（九）痰浊夹瘀证

临床表现：患者多形体肥胖，头重如裹，周身困倦沉重，神疲嗜睡，腹胀痞满，纳呆，女子可见月经后期或闭经，舌质瘀暗、苔白腻，脉弦滑。

证候分析：痰湿内阻，气机不利，日久波及血分，导致痰浊夹瘀。痰浊内阻则头重如裹，周身困倦；痰浊阻滞神窍则嗜睡；痰浊阻滞脾胃则纳呆，腹胀痞满；瘀血内阻则女子可见闭经或者月经后期。舌质瘀暗、苔白腻、脉弦滑，均为痰浊夹瘀之象。

（十）阳虚证

临床表现：头空痛，眩晕耳鸣，畏寒肢冷，心悸气短，腰膝酸软，便溏纳差，尿频，舌淡红、苔白，脉沉细弱。

证候分析：阳气虚弱，不能温煦，血脉收缩，阻力增大，而血压升高。阳虚则畏寒肢冷，不能上荣则头痛头晕；心阳不足则心悸气短；脾阳不足则便溏纳差，肾阳不足则腰膝酸软、尿频。舌淡红、苔白、脉沉细弱，均为阳气不足之象。

（十一）寒湿内盛证

临床表现：头痛如裹，头部沉重，眩晕，周身酸痛，脘腹胀满，食欲不振，口渴喜热饮，大便溏泄，舌淡、苔白腻，脉濡。

证候分析：寒湿内盛，血脉一则因寒而收引，二则湿性黏滞，阻滞气机，致使气机紊乱，二者相互作用导致血压升高。寒湿内盛则头重如裹，沉重；寒湿痹阻气血则周身酸痛；寒湿内盛脾胃不得正常运化则食欲缺乏，口渴喜热饮；寒湿入侵大肠则大便溏泄。舌淡、苔白腻、脉濡，均为寒湿内盛之象。

（十二）脾虚痰湿、清阳不升证

临床表现：形体丰腴，颜面虚浮萎黄，头痛眩晕，行走漂浮，如坐舟车，伴身倦乏力，食纳差，腹胀满，大便干结，嗳气无异味，舌淡、苔白滑，脉缓。

证候分析：脾虚痰湿内生，痰浊阻滞脉络，一则导致脉络血行不畅，二则清阳不能上荣头目，血脉不得濡养而硬化，从而导致血压升高。脾虚湿邪内盛，则形体丰腴而颜面虚浮；清阳不升则头痛头晕如坐舟车；脾失健运则纳食差、腹胀满、嗳气。舌淡、苔白滑、脉缓，均为脾虚湿盛、清阳不升之象。

（十三）肝胃虚寒证

临床表现：身倦怯寒，头晕目眩，行步漂浮，巅顶部跳痛，呕吐清涎，渴欲热饮，食纳少，嗳气无异味，大便稀溏，舌淡苔白滑，脉弦。

证候分析：肝主筋，肝胃虚寒则筋脉收缩，血压升高。虚寒内生则畏寒，可喜热饮；肝寒则巅顶痛，呕吐清涎；脾胃虚寒则神倦怠、纳食少、嗳气、大便稀溏。舌淡苔白滑、脉弦，均为肝胃虚寒之象。

（十四）肾阳虚弱、水饮上逆证

临床表现：前额昏痛，伴巅顶部跳痛，步态不稳，振振欲仆地，纳呆，夜难入眠，腰膝酸冷，下肢轻度浮肿，小便不利，舌质淡胖、苔白滑，脉沉弱。

证候分析：肾主水，肾阳不足不能蒸化水液，水湿内停，扰乱气机。水饮上逆则血压升高；肾阳不足则腰膝酸冷，下肢轻度浮肿，小便不利；水饮上冲则前额昏痛，伴巅顶部跳痛，步态不稳，振振欲仆地。舌质淡胖、苔白滑、脉沉弱，均为肾阳虚弱、水饮上逆之象。

（十五）肾精不足证

临床表现：眩晕而见精神萎靡，少寐多梦，健忘，腰膝酸软，遗精，耳鸣。偏阳虚则生外寒，故四肢不温，形寒怯冷，舌质淡，脉沉细无力。偏阴亏者五心烦热，盗汗，口干口渴，舌红，脉细数。

证候分析：精髓不足，不能上充于脑，故眩晕，精神萎靡。肾虚则为心肾不交，故少寐多梦，健忘。腰为肾之府，肾虚则为腰膝酸软。肾开窍于耳，肾虚时则耳鸣。精关不固，所以遗精。偏阴虚则生内热，故五心烦热，舌质红，脉弦细数；偏阳虚则生外寒，故四肢不温，形寒怯冷，舌质淡，脉沉细无力。阴亏生内热则五心烦热，盗汗，口干口渴，舌红，脉细数。

（十六）痰浊中阻证

临床表现：眩晕而见头重如蒙，胸闷恶心，食少纳呆，脘腹胀满，多寐，舌苔白腻，脉濡缓。

证候分析：痰浊蒙蔽清阳，则眩晕、头重如蒙；脾阳不振，则少食多寐。舌苔白腻、脉濡缓，均为痰浊内蕴所致。

（十七）阴亏火旺、心肾不交证

临床表现：心烦心悸，盗汗或自汗，时有目赤舌痛，不寐或少寐，乏力而焦躁，时时头晕，舌瘦红，脉细数。

证候分析：阴亏火旺，虚火上炎，血压可升高。阴虚而火旺，故心火上炎、热扰心神则心烦心悸。阴虚生内热，故自汗、盗汗而焦躁，心肾阴虚势必导致肾阴不能上达而心阳致火，心阳不能下行以温肾而致虚火上炎。心神失养，故而少寐多梦，心火循环上炎而目赤舌痛，舌瘦红、脉细数，均为虚火上炎之象。

（十八）阴阳两虚证

临床表现：体质虚弱，畏寒怕冷，面容憔悴，耳轮干枯，腰膝酸软，男子阳痿滑精，女子月经不调，舌淡、苔白而干，脉沉细无力。

证候分析：阴阳两虚，日久及肾，肾主一身之阴阳，肾阴阳不足，导致全身阴阳失去平衡，而出现头晕头痛等血压升高的表现。肾之阴阳不足则腰膝酸软，男子阳痿滑精，女子月经不调。舌淡、苔白而干、脉沉细无力，均是阴阳两虚的表现。

第三节　高血压病的治则与治法

高血压病按照其症状应归属于祖国医学内科病证中的"眩晕、头痛"的范畴。《内经》对本病的病因病机做了较多的论述，认为眩晕的病机主要与肝有关，其发病与髓海空虚、血虚、邪气侵袭等多种因素有关。如《灵枢·卫气》云："上虚则眩。"《灵枢·大惑论》云："故邪中于项，因逢其身之虚……入于脑则脑转，脑转则引目系急，目系急则目眩以转矣。"《灵枢·海论》曰："髓海不足，则脑转耳鸣，胫酸眩冒。"《素问·六元正纪大论》云："木郁之发……甚则耳鸣眩转。"汉代张仲景认为，眩晕的重要致病因素是痰饮，《金匮要略·痰饮咳嗽病》云："心下有支饮，其人苦冒眩，泽泻汤主之。"《素问·玄机原病式·五运主病》言："风火皆属阳，多为兼化，阳主乎动，两动相搏，则为之旋转。"主张眩晕的病机应从风火立论。而《丹溪心法·头眩》则强调"无痰则不作眩"，提出了痰水致眩学说。《医学正传·眩运》言："大抵人肥白而作眩者，治宜清痰降火为先，而兼补气之药；人黑瘦而作眩者，治宜滋阴降火为要，而带抑肝之剂。"指出眩晕的治疗亦当分别针对不同体质及证候，辨证治之。

一、治疗原则

《素问·至真要大论》云："诸风掉眩，皆属于肝。"眩晕的病理变化，总体上可概括为虚实夹杂。虚者为精、气、血等不足，实者为风、火、痰、瘀扰乱清窍。治疗原则总体上为调整阴阳，补虚泻实。虚者当补益气血，滋补肝肾，填精益髓；实者当潜阳息风，清肝泻火，化痰行瘀。

（一）疏肝理气

情志内郁，肝失疏泄，肝气内郁，气郁而化火，火热耗伤肝阴，日久阴不敛阳，风阳内动，上扰头目，发为眩晕；或素体肾阴亏耗，肝无所养，水不涵木，肝阳上亢，肝风内动，发为眩晕。其治疗重点在于清肝泻火、平息肝风、疏解肝郁、滋养肝阴。常用药物有薄荷、龙胆草、夏枯草、莲子、菊花、龙胆草、川楝子。龙胆草、夏枯草清肝泻火；蒺藜子、龙齿、钩藤、石决明、天麻平肝息风；香附、枳壳、佛手、柴胡、陈皮、郁金疏肝解郁；白芍、百合、当归、麦冬、生地黄滋养肝阴；合熟地黄、黄精、山茱萸、玉竹、鹿角胶以滋肾阴、以养肝阴。

（二）清肝泻火

金代刘完素认为："所谓风气甚，而头目眩晕者，由风木旺，必是金衰不能制木，而木复生火，风火皆属阳，多为兼化，阳主乎动，两动相搏，则为之旋转。"主张"风火论"。《临证指南医案·眩晕》云："火致眩晕者，用玄参、鲜生地黄、羚羊角、天花粉、牡丹皮、连翘、桑叶以清泄上焦之热。"

（三）健脾助运

《景岳全书·眩晕》将眩晕的病理概括为"无虚不作眩，无痰不作眩"。脾为后天之本，气血生化之源，若脾气虚弱，气血生化乏源，日久致气血亏虚，清窍失其养，发为眩晕，此为"无虚不作眩"。或脾失健运，内生痰湿，痰浊中阻，或肝风夹痰上扰清窍，发为眩晕，此为"无痰不作眩"，治宜化痰息风、健脾祛湿，方用半夏白术天麻汤加减。

（四）祛瘀通窍

跌仆损伤、头脑外伤致瘀血内停，阻滞经脉，而致气血不能荣于头目。治宜化瘀生新，活血通络，代表方剂为通窍活血汤。

（五）补肾填精

《灵枢·海论》云："脑为髓之海，髓海不足，则脑转耳鸣。"这句话表明眩晕的发病与肾虚有关，肾主藏精，主骨生髓，脑为髓海，肾精不足，髓海失充，清窍失养，发为眩晕。或年老肾精亏虚；或房室无度，肾精亏耗过多；或先天不足；或劳倦过度，劳损骨髓；或阴虚火旺，扰动精室，遗精滑泄；或肾气亏虚，精关不固，滑泄无度，均可致肾精不足，治宜补肾填精，方用左归丸加减。阴虚者可见眩晕耳鸣、腰膝酸软、潮热盗汗、五心烦热、口舌干燥、形体消瘦、舌红少苔、脉细数等症，治宜补肾养阴，方用杞菊地黄丸加减。偏阳虚者可见眩晕耳鸣，腰膝酸软，神疲乏力，精神恍惚，畏寒肢冷，舌淡苔白，脉沉弱，治宜补肾助阳，方用金匮肾气丸加减。

（六）肝脾同治

1.治脾三法

二陈汤出自《太平惠民和剂局方》，功用为燥湿化痰、理气和中，主治湿痰证。由半夏、橘红、茯苓、甘草组成。盖补脾则不生湿，燥湿渗湿则不生痰，利气降气则痰消解，可谓体用兼赅，标本两尽之药也。治脾以二陈汤为基础，或合四君子汤成六君子汤以补脾，或加竹茹、枳实成温胆汤以化痰。

（1）补中有运

"补中有运"主要针对脾虚者，补益脾气而不碍胃气，以二陈汤加党参、白术成六君子汤以益气健脾。中焦虚弱，寓补于运，可增强脾胃运化能力。脾虚为主，常伴腹胀纳呆，食后胀甚，肢体困倦，神疲乏力，气短懒言，大便溏薄，舌苔淡白或白滑。若肝风、肝阳等实邪者，则用白术健脾益气、除湿。白术静中有动，只此一味便补运兼施。

（2）健脾化痰

脾胃失运，水谷不得运化，水湿成痰。痰有无形、有形之别。有形之痰贮于肺中，阻滞肺中气机，患者多出现咳痰，或自觉咽中不利，喜清嗓。治以健脾化痰，方选温胆汤。若有热象，则用黄连温胆汤或蒿芩清胆汤。

（3）补益气阴

脾虚导致气阴不足，水谷精微不能灌注于心，致心之气阴不足。高血压病日久而见冠状动脉粥样硬化性心脏病，中小动脉斑块，全身动脉受损，因"心主血脉"，辨证应着眼于心。黄芪入心经、脾经（用量15～30克），红景天入心经、肺经（用量10克），二者联合生脉散补益心脾。

2.治肝九法

《西溪书屋夜话录》总纲载："肝气、肝风与肝火，三者同出而异名，冲心犯肺乘脾胃，夹寒夹痰多异形，本虚标实为不同，病杂治繁宜细究。"肝气不达，郁而化热为肝火，上亢而成肝风，则肝风不息、肝阴耗竭不足以潜制肝阳。肝乃罢极之本，体阴用阳，故肝之阴血易耗，则肝郁生风、肝阳上亢。诊治高血压病在祛邪上尤其重视治肝。平肝、柔肝乃治肝大法，若肝阳上亢，则需潜肝阳、滋肝阴；若肝风内动，则需疏肝理气、清肝泻火、补养肝血。

（1）平肝

针对高血压病患者多有头晕、头痛及走路如踩棉花的症状，临床多用天麻钩藤饮加龙骨、牡蛎。龙骨和牡蛎组成对药，二者平肝，入心、肝、肾经，对伴失眠、焦虑不安者更适宜。

（2）柔肝

肝乃将军之官，刚强阴柔，故除平肝之外还应柔肝。临床多用白芍柔肝，一般用量为10克，伴腹痛、肢体震颤者，可增至30克。

（3）潜肝

肝阳上亢患者多有目眩、头胀痛、头重脚轻、腰膝酸软的症状。肝阳上扰的基础是肝肾阴不足、阴不涵阳。《温病条辨》中载"治下焦如权，非重不沉"，故平肝潜阳多用介类药物，多选石决明以潜肝阳，既降压，又可防治高血压眼病。

（4）滋肝

若五心烦热、舌红少苔、脉细数，当佐以滋肝阴之法。临床常用六味地黄丸加减，酌加牛膝、桑寄生。阴虚生火者用知柏地黄丸，阴火扰睛时用杞菊地黄丸。若阴虚不显时，则化裁六味地黄丸为三味地黄丸，由牡丹皮、熟地黄、山萸肉组成，其中熟地黄可养血通脉。

叶天士提出"内风乃身中阳气之变动"，即肝阳化风说，认为肝风内动是肝阳上亢进一步发展所致，肝（肾）阴耗竭，水不涵木，木少滋荣而动风，临床表现为伴眩晕欲仆、震颤、抽搐等症状。临床根据肝之气血偏甚，或通过疏肝理气，清肝之气分热，或通过凉肝之血分热，补养肝血。

（5）疏肝

逍遥散疏肝健脾，方中柴胡疏肝解郁，更适宜伴胸胁疼痛者，因"柴胡劫肝阴"，故借用四逆散之白芍与柴胡配伍以防柴胡过燥。

（6）理肝

取越鞠丸之香附可解诸郁。半夏厚朴汤之厚朴治因情志不畅所致梅核气。香附、厚朴理肝脾之气，以改善胸胁胀痛、乳房胀痛、脘腹痞闷、胀满疼痛等肝胃不和的症状。

（7）清肝

肝之气分炽热，子病及母，致膀胱湿热，可见小便短赤等症状。多用虎杖、黄柏清泄肝之气分热。

（8）凉肝

《西溪书屋夜话录》提出"如肝风初起，头目昏眩，用息风和阳法，羚羊角、丹皮……即凉肝是也"。临床上，若伴面赤或面热，则是肝热，常用羚羊角粉、牡丹皮凉肝。

（9）养肝

血虚可生风，此类患者伴肢体麻木、皮肤干燥或瘙痒、肝脉细或弱等症，常用当归、炒酸枣仁补养肝血。一味当归功同四物，炒酸枣仁补养肝血、安神助眠，适于血虚失眠者。若兼血瘀，则取桃红四物汤，酌以桃仁、红花活血逐瘀。

总之，土得木而达，木赖土以滋培，见肝之病，当先治脾。在高血压病的论治中，肝脾同治，寒热并用，标本兼施，方可获得满意疗效。

二、辨证论治

（一）肝阳上亢证

临床表现： 眩晕，失眠多梦，耳鸣，头目胀痛，口苦口干，遇烦劳郁怒而加重。烦躁易怒，四肢震颤，面目潮红，舌红苔黄，脉弦或数。

证机概要： 肝阳化风，上扰清窍。肝为风木之脏，其性主升主动，若肝肾阴虚，水不涵木，则阴不维阳；阳亢于上，上扰头目，则发为眩晕。

（二）痰湿中阻证

临床表现： 眩晕，或伴视物旋转，头重如裹，纳呆多寐，体胖身重，胸脘痞闷，呕吐痰涎，口中黏腻，舌苔白腻，脉濡滑。

证机概要： 痰浊内阻，蒙蔽清窍，清阳不升；脾虚生痰，痰浊中阻，气机不畅。清阳不升，清窍失养，则头目眩晕；胸中气机不畅，则胸脘痞闷；痰浊困遏中焦气机，胃失和降，则恶心呕吐，甚则呕吐痰涎；湿邪困遏脾胃，脾失健运，则口淡乏味、纳少、脘痞；痰浊阻于经络，络脉瘀阻，血运不畅，则见肢体麻木；清阳不展，湿邪困于筋脉，则身重困倦、嗜睡。舌胖大、苔腻、脉濡滑为痰浊壅滞之征象。

（三）气血亏虚证

临床表现：眩晕动则加剧，劳累即发，面色㿠白，气短神疲，倦怠懒言，唇甲不华，心悸少寐，纳呆腹胀，舌淡、苔薄白，脉细弱。

证机概要：气血亏虚，脑失所养。由于禀赋不足、体质虚弱，或后天劳损过度，年老体衰，致气血两虚，脑海失养，则头晕眼花；气血不能上荣，则善忘耳鸣；血虚不能养神，则神疲乏力；血虚脾失健运，则见纳呆、腹胀；气血亏虚，心失所养，则心悸气短。舌淡、苔薄白、脉细弱皆为气血亏虚之候。

（四）瘀血阻窍证

临床表现：眩晕，头痛，兼见健忘，失眠，心悸，精神不振，耳鸣耳聋，面唇紫暗，舌暗有瘀斑，脉涩或细涩。

证机概要：瘀血阻络，气血不畅，脑失所养。瘀血阻滞脑络，则眩晕、头痛、健忘；清窍失养，则耳鸣耳聋；瘀久化热、瘀热扰心，则心悸、失眠。舌质暗有瘀斑，脉涩或细涩，皆为瘀血的典型舌脉。

（五）肾精不足证

临床表现：眩晕日久不愈，精神萎靡，腰膝酸软，少寐多梦，健忘，两目干涩，视力减退；或遗精滑泄，耳鸣齿摇；或颧红咽干，五心烦热，舌红少苔，脉细数；或面色㿠白，形寒肢冷，舌淡嫩、苔白，脉弱。

证机概要：肾精不足，髓海空虚，脑失所养。由于禀赋不足、体质虚弱，或后天劳损过度，年老体衰，以致肾精亏虚，脑海失充，则头晕眼花；气血不能上荣清窍，则耳鸣健忘；肾阳虚弱，肾阴亏虚，髓减骨弱，不能温养腰府，则四肢不温、腰膝酸软无力；阳虚精不养神，则精神萎靡；肾阳虚，精关不固，则阳痿、遗精滑泄。

肾阴亏虚，虚热内扰则颧红咽干、五心烦热；肝肾同源，肾阴影响肝阴，目失濡养，则两目干涩。

三、治疗

（一）肝阳上亢证

治法：息风清热，潜阳平肝。

方药：天麻钩藤饮加减。本方功用以息风清热、潜阳平肝为主，可用于治疗肝阳亢盛、风阳上扰而致的头晕头痛。肝其性主升主动，若肝肾阴亏，水不涵木，则阳失所维，肝阳上亢，上扰于头目，则发为眩晕。治宜以息风平肝为主，以行血清热、滋补肝肾为治法。方中天麻、钩藤凉肝息风，为君药。以咸寒质重之石决明平肝潜阳，清热明目，助钩藤平肝息风；川牛膝行血利水，兼益肝肾，并能引血下行，为臣药。栀子、黄芩降火清肝，平其亢阳；杜仲、桑寄生补益肝肾；益母草和川牛膝合用，以活血利水、平肝潜阳；夜交藤、茯神安神宁心，均为佐药。诸药合用，共奏补益肝肾、平肝息风、清热活血之功。

在本方基础上加减总结如下：肝火上炎甚者，见目赤、口干口苦、心烦易怒者，加夏枯草、川楝子、龙胆草；肝肾阴亏者，见眼睛干涩、耳鸣耳聋、腰膝酸软者，可加生地黄、玄参、何首乌；若见目赤、便秘者，加当归龙荟丸；若见眩晕较甚，或兼有四肢麻木或震颤者，酌加蜈蚣、石决明、羚羊角。

（二）痰湿中阻证

治法：化痰祛湿，健脾和胃。

方药：半夏白术天麻汤加减。本方功用以涤痰息风、健脾化湿为主。本方以陈皮、半夏燥湿健脾兼化痰；白术、茯苓、薏苡仁健脾化湿；天麻息风化痰、定眩。本证以眩晕、呕吐、恶心、苔腻为要点，主要病机为痰浊内阻。脾为生痰之源，在化痰之中必时时注意健脾醒脾，以绝其生痰之源。若见眩晕较甚者，可用僵蚕加强化痰息风之力；若兼有痰火肝旺之象，则将天南星改为胆南星，加钩藤、珍珠母、石决明以潜阳平肝；若呕吐频剧，加竹茹、赭石以和胃降逆、止呕；若见脘痞、纳少、腹部胀满者，加白蔻仁、砂仁等化湿健脾理气之药；若见肢体沉重、苔腻者，加石菖蒲、藿香、佩兰等芳香醒脾化湿；若见耳鸣、重听者，加葱白、郁金、石菖蒲等通阳开窍。

（三）气血亏虚证

治法：补养气血，健脾养心。

方药：归脾汤加减。本方以补益气血、健脾养心为主。方中黄芪补益脾气，龙眼肉养心血、补脾气，二者共为君药。白术、人参为补气之要药，与黄芪同用补脾益气之功更著；当归补血养心，酸枣仁除烦宁心安神，二药与龙眼肉相伍，补心血、安神志之力更强，均为臣药；以远志安神益智，茯神养心安神；以木香理气醒脾为佐药，与诸补药相伍，可使其补而不滞；以炙甘草调和诸药，兼补益心脾之气，为佐使。以生姜、大枣，调和脾胃为引，以资后天之本化源。诸药相伍，补益心脾，气血得养，诸症可除。如气虚致卫阳不固，时有自汗，则用黄芪加浮小麦、防风敛汗，益气固表；若湿盛气虚，便溏泄泻者，加当归、炒扁豆、薏苡仁、泽泻炒用；兼见畏寒四肢不温、腹中隐痛等阳虚之症，加干姜、桂枝以温中阳；若有心悸、不寐者，加柏子仁、朱砂等以安神养心；若血虚较甚，面色㿠白无华，可加阿胶、紫河车粉、熟地黄等；若中气不足，清阳不升，见眩晕兼见气短乏力、纳差神疲、便溏下坠、脉象无力之症，可用补中益气汤补益中气、升清降浊。

（四）瘀血阻窍证

治法： 去瘀生新，化瘀通窍。

方药： 通窍活血汤加减。本方功用以化瘀通窍、活血止痛为主。方中以麝香芳香走窜用为君药，上至巅顶，行血化瘀，祛血中之瘀滞，开经络之壅遏，以通经散结、止痛；赤芍、桃仁、川芎、红花活血化瘀止痛，作为臣药；以葱、姜为佐药，辛温走散上行；大枣补益气血，黄酒活血上行，为使药，共行通窍活血之功。若见倦怠乏力、短气自汗等气虚证者，加用黄芪补气固表，益气行血；若兼见畏寒肢冷较剧者，加附子、桂枝温通经脉；若遇天气变化加重，或遇风而发，可用川芎，加荆芥穗、白芷、防风、天麻等理气祛风之品。

（五）肾精不足证

治法： 补益肝肾，填精益髓。

方药： 左归丸加减。方中重用熟地黄为君药，取其滋补肾阴、补益精髓之功用，以补肾真阴之不足。以山茱萸补肝益肾，固肾之精气；以龟板胶滋肾阴补髓；以鹿角胶补益肾之精血并能温壮肾阳，与补阴之药相伍，此为"阳中求阴"之义。山药补脾益阴、滋肾固精，皆为臣药。以枸杞子补肝肾，益精血；菟丝子补肝肾，益精髓；川牛膝补益肝肾，强筋骨，为佐药。若有阴虚内热者，表现为五心烦热、舌红少苔、脉弦细数，可加丹皮、知母、鳖甲、黄柏等滋阴以清虚热；若有心肾不交者，见不寐、多梦、善忘，加酸枣仁、柏子仁、阿胶、鸡子黄交通心肾，养心安神；若有肺肾阴虚者，加沙参、玉竹、麦冬等滋养肺肾；若有肝阳上亢者，可加镇肝、清肝、平肝之品。

左归丸是张介宾由六味地黄丸加减化裁而来，其认为："补阴不利水，利水不补阴，而补阴之法不宜渗。"遂去茯苓、丹皮、泽泻，加牛膝、龟板胶、枸杞子，以滋补肝肾。更以鹿胶、菟丝子等温润之品以补阳益阴、阳中求阴，即张介宾所谓的"善补阴者，必于阳中求阴，则阴得阳升而泉源不竭"。是方虽用"三补"，但去"三泻"而为纯补真阴不足之剂，亦可令后学者领悟"填补肾精"与"纯补真阴"两法中之"补"与"泻"配伍的同中有异之妙。

第三章

高血压病的中药防治

　　中医学在高血压病的治疗上积累了丰富的临床经验，拥有大量临床疗效显著的经验方和服用方便的中成药，现代医学又对其药理成分和作用机制做了深入的研究。因此，本章收集了古今众多名家治疗高血压病的经验方和中成药，并分析和阐述了临床最常用的治疗高血压病的中药的有效成分及药理作用。

第一节　治疗高血压病的古今经验方

　　在高血压病的防治上，祖国医学积累了丰富的经验和名家古方，经过辨证论治，使治疗方案更具体化，疗效更为显著。因此，本节收集了古今众多名家治疗高血压病的经验方，以期为临床医者及广大高血压病患者提供参考。

一、复方药

（一）张氏镇肝息风汤

【用法用量】生麦芽6克、茵陈6克、生龙骨15克、怀牛膝30克、生杭芍15克、生龟板15克、玄参15克、天冬15克、川楝子6克、生牡蛎15克、生赭石30克、甘草4.5克。水煎服，每日2次，每次200 ml，生龙骨、生牡蛎、生赭石、生龟板四味药物先煎半小时。

【功效】镇肝息风、潜阳滋阴。

【主治】高血压病类中风证。其脉弦长而有力，或上盛下虚、头晕目眩，或胸中烦热，或耳鸣目胀，或脑部疼热，或噫气，或肢体渐觉不利，或口眼㖞斜，或面色如醉，甚或颠仆，昏不知人，移时苏醒，或醒后不能复原、精神不振，或肢体痿废，或成偏枯。[①]

【方解】方中重用怀牛膝引血下行，折其阳亢，兼滋养肝肾，为君药。生赭石重镇沉降，镇肝降逆，与牛膝相配，引气血下行；生龙骨、生牡蛎潜阳降逆，既可潜降上亢之肝阳，又可平镇上逆之气血，共为臣药。生龟板、玄参、天冬、杭白芍滋阴养血，柔肝息风，使阴液充足，以制阳亢；肝为刚脏，性喜条达而恶抑郁，过用重镇之品，势必影响其条达之性，故用茵陈、川楝子、生麦芽清泻肝阳，条达肝气，使肝气疏达，而肝阳自平，共为佐药。生甘草调和诸药，与生麦芽合用，又能养胃和中，以防金石药碍胃，为使药。诸药合用，以镇肝息风为主，又能滋阴潜阳，标本兼治，而以治标为主。

按语：因此方功效卓著，或有初将药服下，觉气血上攻而病势加剧者，酌加生麦芽、茵陈、川楝子，即无此弊。盖肝者为将军之官，其性刚强，若用药过于强制，或可转激发其反动之力。茵陈为青蒿之嫩芽，得春升发之气，与肝气相求，泻肝热而疏肝，顺肝之性；麦芽为谷之嫩芽，生用可顺肝性，使之调达；川楝子可引肝气下达，又有折反动之力。方中加此三味，而后用此方者，无他虞也，心中热甚者，恐有外感，伏气化热，故加石膏。有痰者恐痰阻气化之升降，故加胆星也。

（二）天麻钩藤饮

【用法用量】天麻9克、石决明18克、杜仲9克、黄芩9克、山栀9克、益母草9克、夜交藤9克、桑寄生9克、朱茯神9克、钩藤12克、川牛膝12克。水煎服，每日2次，每次200 ml，石决明先煎半小时，钩藤后下。

【功效】清热活血、息风平肝、滋补肝肾。

【主治】肝阳亢盛、肝风上扰证。见头晕、头痛、失眠、舌红苔黄、脉弦数[②]。

【方解】方中天麻、钩藤平肝息风，为君药。石决明质重咸寒，平肝潜阳，清肝明目，助天麻、钩藤以平肝息风；川牛膝补益肝肾，引血下行，并能利水活血，共为臣药；桑寄生、杜仲补益肝肾以治本；黄芩、栀子清肝降火，以折肝之

---

① 张锡纯：《医学衷中参西录》(第4版)，山西科学技术出版社，2009，第184-187页。

② 李冀：《方剂学》(新世纪第二版)，中国中医药出版社，2016，第23-308页。

亢阳；益母草、川牛膝活血利水，以潜阳平肝；夜交藤、朱茯神安神宁心，均为佐药。诸药合用，共奏清热活血、平肝息风、补益肝肾之功用。

按语： 肝火上炎者，目赤口苦，急躁易怒，加川楝子、龙胆草、夏枯草；若肝肾阴虚较甚，腰膝酸软，目涩耳鸣，可加生地黄、何首乌、玄参；若见便秘目赤，可加当归龙荟丸；若眩晕较甚，或兼见手足麻木或震颤者，加石决明、蜈蚣、羚羊角。此方为降逆平肝之剂，以山栀、黄芩滋肾以平肝逆，以夜交藤、朱茯神安眠，解其失眠。以钩藤、天麻、石决明平肝降逆祛风。为肝厥头痛、晕眩、失眠之良剂。

（三）双降汤治疗

【用法用量】 豨莶草30克、当归10克、水蛭0.5～5.0克、生山楂30克、广地龙10克、川芎10克、泽泻18克、赤芍10克、丹参30克、生黄芪30克、甘草6克。水煎服，每日2次，每次200 ml。

【功效】 降脂活血、益气通络。

【主治】 高血压病证属气虚、痰浊、血瘀兼夹，用于治疗气虚痰瘀型高血压病伴高脂血症患者。

【方解】 方中用水蛭、地龙破血逐瘀为主药；合赤芍、当归、丹参、川芎活血通脉；豨莶草、泽泻、生山楂祛瘀降压、降脂泻浊；黄芪以补气降压、取其双相调节之用，补气则血行通畅，可除破瘀伤正之弊。更要注意黄芪降压和升陷之理，此乃"双相作用"。关于升降之机，国医大师邓铁涛曾说："黄芪轻用则升压，重用则降压。为何大多药理研究只得一个降压的结果？因为动物实验都是大剂量用药进行研究的。"邓老治疗低血压时，在补中益气汤中仅用生黄芪15克，治气虚夹痰瘀型高血压病，黄芪用30克以上。临床研究证明本方具有改善微循环、增加血流量、改变血液黏稠度、改善脂质代谢等作用，服后既可降压降黏、降脂通脉，防止心脑血管栓塞梗阻，又能减肥轻身，历年来用于治疗高血压病，疗效显著。

按语： 高血压病因病机虽有多种，但多以肝肾阴阳失衡、阴虚阳亢为主，气虚夹痰夹瘀是高血压病之主要病机。

（四）潜熄宁合剂

【用法用量】 桑椹 12 克、天麻 12 克、钩藤 15 克、珍珠母 12 克、菊花 10 克。水煎服，每天 1 剂，每日 2 次，每次 200 ml。

【功效】 育阴潜阳、平肝息风。

【主治】 适用于高血压病、阴虚阳亢证者。症见头涨头痛、眩晕耳鸣、面红目赤、口苦心烦、舌红、脉弦有力。

【方解】 天麻、钩藤平肝潜阳为君药；珍珠母、菊花潜阳息风为臣药；桑椹补肾阴，增加君药和臣药潜阳息风的功效，为佐药。

按语： 高血压病属于"内风、肝风"的范围，是一种常见的心血管疾病，又是中风、脑卒中、冠状动脉和外周动脉粥样硬化最主要的危险因素。我国轻中度高血压病的转归，大多数为中风，少数为冠心病。中医根据"阳化内风"等理论，采取"潜阳息风"的方法进行防治，卓有成效。"潜熄宁合剂"治疗高血压病，在降压的同时，可使头晕目眩、心悸失眠等症状得以改善。

（五）黄精四草汤

【用法用量】 黄精 20 克，夏枯草、益母草、车前草、豨莶草各 15 克。水煎服，每日 2 次，每次 200 ml。

【功效】 平肝补脾、通络降压。

【主治】 高血压病。症见头晕头痛、耳鸣目眩、心中烦热、舌红苔黄、脉弦滑有力。

【方解】 黄精四草汤中的黄精益肝肾，润心肺；夏枯草清肝火，平肝阳；益母草活血；车前草利水；豨莶草通络。诸药相配，既能补脾平肝，又能通络以降压。现代药理研究表明：黄精、夏枯草、益母草具有良好的降压作用；车前草利尿，故又可通过利尿而降压。本方用于治疗高血压病多获良效。

按语： 头胀、面红者，加菊花、钩藤；眩晕严重者，加羚羊角、天麻、玳瑁、炙龟板、牡蛎、石决明；痰多黄稠者，加胆南星、竹茹、黄芩；气虚心悸者，加太子参、黄芪；失眠者，加夜交藤、酸枣仁；心绞痛者，加丹参、延胡索；口干燥者，加生地黄、玄参。

（六）降压汤

【用法用量】石决明30克、刺蒺藜30克、丹参30克、夏枯草30克、车前子45克。水煎服，每日2次，每次200 ml，石决明先煎半小时。

【功效】平肝潜阳、清热泻火。

【主治】风阳偏亢型高血压病，头疼脑胀，头晕目眩，耳鸣，颈项强，面红目赤，烦躁易怒，失眠多梦，口苦口干，大便秘结，舌红苔黄，脉弦滑数[①]。

【方解】石决明、刺蒺藜、夏枯草平肝潜阳，清泻肝火；丹参活血通脉；车前草清热利水。诸药相配，既能平肝潜阳，清泻肝火，又能活血利尿，从而达到降低血压的疗效。

按语：临床灵活加减运用。若头痛明显者，可加全蝎6克、地龙12克；耳鸣者，加磁石30克（先煎）；若痰浊偏重者，加半夏10克、白术12克；夜寐不安者，可加首乌藤30克、酸枣仁30克；手足心热、腰膝酸软者，加玄参30克、生地黄12克、知母12克、黄柏12克；肢体麻木明显者，加乌蛇30克、威灵仙12克。若中气不足、清阳不升，伴有气短乏力、脱肛者，可加黄芪30克、升麻10克、柴胡10克。

（七）葛根槐茺汤

【用法用量】槐花15克、茺蔚子15克、葛根30克。水煎服，每日2次，每次200 ml。

【功效】活血化瘀、行血通络。

【主治】适用于瘀血阻络型高血压病，见头痛晕眩、心烦胸闷或伴有胸痛、惊悸怔忡、精神不振，或出现肢体麻木、语言謇涩等中风之兆，舌质紫暗、苔白、脉弦涩或细涩[②]。

【方解】石决明、刺蒺藜、夏枯草平肝潜阳，清泻肝火；丹参活血通脉；车前草清热利水。诸药相配，既能平肝潜阳，清泻肝火，又能活血利尿，从而达到降低血压的疗效。

按语：临床灵活加减运用。若头痛明显者，可加全蝎6克、地龙12克；耳鸣

---

① 崔极贵：《"降压汤"治疗高血压病86例的疗效观察》，《江西中医药杂志》1985年第1期，第19–21页。

② 黄骏：《葛根槐茺汤治疗高血压病50例》，《湖北中医杂志》1985年第1期，第27–28页。

者，加磁石30克（先煎）；若痰浊偏重者，加半夏10克、白术12克；夜寐不安者，可加首乌藤30克、酸枣仁30克；手足心热、腰膝酸软者，加玄参30克、生地黄12克、知母12克、黄柏12克；肢体麻木明显者，加乌蛇30克、威灵仙12克。若中气不足、清阳不升，伴有气短乏力、脱肛者，可加黄芪30克、升麻10克、柴胡10克。

（八）柴胡加龙骨牡蛎汤

【用法用量】人参15克、半夏6克、黄芩15克、柴胡12克、桂枝10克、煅龙骨30克、生姜10克、铅丹4.5克、大黄10克、煅牡蛎30克、茯苓10克、大枣6枚。铅丹有毒，现代多用磁石30克代替，水煎服，每日2次，每次200 ml，磁石、煅龙骨、煅牡蛎先煎半小时。

【功效】和解少阳、通阳泄热、宁心安神。

【主治】少阳不和、心神被扰。

【方解】方中柴胡、桂枝解表散邪而除身重；牡蛎、铅丹、龙骨收敛浮越之气而镇惊止烦；茯苓化饮利水，通利小便；大黄清阳明热以和胃；生姜、大枣、人参益气养血兼扶正祛邪。诸药相伍，共奏通阳泄热、和解少阳、重镇安神之效。

按语：现代药理研究表明，柴胡加龙骨牡蛎汤加味方，对原发性高血压病合并抑郁肝阳上亢证能够显著降低抑郁评分，减轻炎性反应，改善内皮依赖性血管舒张功能[①]。

（九）大柴胡汤

【用法用量】半夏9克、黄芩9克、大黄6克、柴胡15克、芍药9克、枳实9克、大枣12克、生姜15克。水煎服，每日2次，每次200 ml。

【功效】内泄热结、和解少阳。

【主治】少阳不和，心神被扰，少阳、阳明合病。症见寒热往来，郁郁微烦，胸胁苦满，呕吐不止，心下痞硬，或心下满痛，大便不解或协热下利，舌苔黄，脉弦有力。

【方解】方中重用柴胡为君药，与臣药黄芩配伍以和解清热，除少阳之邪；

---

① 汤艳莉、王继明、庄庭怡，等：《柴胡加龙骨牡蛎汤加味治疗轻中度原发性高血压合并抑郁肝阳上亢证的临床观察》，《中国实验方剂学杂志》2020年第13期，第132-137页。

大黄与枳实相伍，可泄阳明热结，行气消痞，为臣药；芍药柔肝缓急止痛，与枳实相伍，可行气活血，除心下满痛；与大黄配伍，可治腹中实痛，半夏和胃降逆，合大量生姜以治呕下不止，共为佐药；大枣与生姜相配，能和营卫、行津液，并调和脾胃，功兼佐使。即所谓"斯方也，柴胡得生姜之倍，解半表之功捷。芍药得大黄之少，攻半里之效徐，虽云下之，亦下中之和剂也"。

按语： 本方为小柴胡汤去甘草和人参，加芍药、大黄、枳实而成，由小承气汤和小柴胡汤两方加减而成，为和解泻下并重之剂。小柴胡汤主治伤寒少阳病，因阳明腑实，故去补益之人参，加大黄、芍药、枳实、甘草以泄阳明热结之证。因此，本方主治少阳、阳明合病，仍以少阳证为主。

（十）黄连解毒汤

【用法用量】 黄柏6克、黄连9克、栀子9克、黄芩6克。水煎服，每日2次，每次200 ml。

【功效】 泻火解毒。

【主治】 三焦火毒炽盛证。大热烦躁，错语，口燥咽干，不眠，或外科疮疡疔毒，或身热下利，热盛发斑，或热病吐血、衄血，或湿热黄疸，小便赤黄，舌红苔黄，脉数有力。

【方解】 方中黄连为君，可清泻心火，又兼泻中焦之火。盖因心主火，故欲泻火必先清心，心火安则诸经之火自消。臣药为黄芩，以清泻上焦之火；以黄柏为佐，清泻下焦之火；栀子为使药，通泻三焦之火，并能导热下行，使邪热从小便而去。四药共用，集苦寒之连、栀、芩、柏于一方，苦寒直折，火邪去则热毒解，诸症得愈。

按语： 本方此证为火毒炽盛充斥上、中、下三焦所致。火毒炽盛，内外皆热，火热上扰清窍神明，可见烦热错语；火热迫血妄行，随火势上逆，则为吐衄；火热灼伤络脉，溢于肌肤，则发为斑；热盛津伤，则见咽干口燥；热壅于肌肉间，则发为痈肿疮毒；舌红苔黄，脉数有力，皆为实热火毒之症。

（十一）半夏白术天麻汤

【用法用量】 苍术10克、黄柏10克、半夏10克、白术15克、茯苓10克、橘红6克、炒麦芽10克、天麻10克、泽泻10克、神曲10克、人参6克、黄芪10

克、干姜3克。水煎服，每日2次，每次200 ml。

【功效】泻火解毒。

【主治】风痰上扰证。见头痛眩晕、胸膈痞闷、恶心呕吐、舌苔白滑、脉弦滑。

【方解】方中天麻息风平肝，止头目眩晕，半夏燥湿化痰，降逆止呕，两者相伍，为治风痰眩晕之要药。李东垣在《脾胃论》中说："足太阴痰厥头痛，非半夏不能疗；眼黑头眩，风虚内作，非天麻不能除。"故以两者为君药，以茯苓、白术为臣药，健脾祛湿，可除生痰之源。橘红佐以理气化痰，脾气顺则痰消。以甘草为使，和中调药；以姜、枣调和脾胃，生姜兼制半夏之毒。

按语：本方证源于脾虚生湿痰，痰邪阻壅，引动肝风，致风痰上扰脑窍。痰阻气机，升降失常，故见胸满痞闷、恶心呕吐；风痰上扰，清阳蒙蔽，故见头痛、眩晕；内有痰浊，舌苔白腻；脉来弦滑，皆为风痰之症。治当健脾祛湿、息风化痰。

（十二）泽泻汤

【用法用量】泽泻15克、白术6克。水煎服，每日2次，每次100 ml。

【功效】利水除饮、健脾制水。

【主治】饮停心下、头目眩晕、胸中痞满、咳逆水肿。

【方解】泽泻甘淡、利水渗湿，使水湿从小便而出，为君药。白术甘苦、健脾益气、利水消肿、助运化水湿为臣药。两药相须为用，重在利水，兼健脾以制水气，为治脾虚水饮内停之良方。

按语：顾施健等人研究发现给予小鼠以不同剂量的泽泻汤腹腔注射后，测量发现Ⅰ、Ⅱ、Ⅲ、Ⅳ4个剂量组，泽泻汤Ⅱ、Ⅲ、Ⅳ3个剂量组（给药量依次为90 mg/kg、180 mg/kg、360 mg/kg）对正常血压小鼠具有显著降压作用[①]。

（十三）五苓散

【用法用量】桂枝（去皮）6克、猪苓（去皮）9克、白术9克、茯苓9克、泽泻15克。水煎服，每日2次，每次150 ml。

---

① 顾施健、吴娟、柳冬月，等：《泽泻汤对小鼠血压作用的实验研究》，《时珍国医国药》2010年第2期，第272—273页。

【功效】温阳化气、利水渗湿。

【主治】水湿内停。水肿、泄泻、小便不利以及霍乱等；蓄水证，小便不利、头痛微热、烦渴欲饮，甚则水入即吐，舌苔白、脉浮；痰饮、脐下动悸、吐涎沫而头眩，或短气而咳者。

【方解】本方中以泽泻咸寒为君药，与猪苓、茯苓相配伍而利水渗湿，白术苦温以健脾运化水湿，桂枝辛温以通阳化气。诸药合用，阳气化行而水道通利，水湿祛则诸症消。

按语：广州中医药大学的韩宇萍等人通过高血压病大鼠的试验，发现五苓散高、中、低剂量组均能降低肾性高血压病大鼠的血压。除此之外，五苓散提取液对肾性高血压病大鼠具有利尿、降压作用，且不造成电解质紊乱[①]。

二、单味药

（一）平肝息风类

白蒺藜、全蝎、蜈蚣、地龙、钩藤、罗布麻叶、石决明、天麻等。

（二）清热解毒类

莲心、夏枯草、山栀子、葛根、野菊花、生石膏、熊胆、豨莶草、臭梧桐、白花蛇舌草、茵陈、地骨皮、玄参、决明子、丹皮、黄连、黄芩等。

（三）淡渗利湿类

玉米须、白茅根等。

（四）理气类

青木香、厚朴等。

（五）活血类

川芎、毛冬青、桑寄生、槐花、丹参、红花、杜仲等。

---

① 韩宇萍、王宁生、宓穗卿，等：《五苓散对肾性高血压病大鼠降压作用的实验研究》，《中西医结合学报》2003年第4期，第285-288页。

第二节　治疗高血压病的中成药

中成药是以中药为原料，在中医中药理论指导下，按规定的成分和工艺将其加工，制成特定剂型的中药制品，是经国家药品监督管理部门批准的商品化的一类中药制剂。临床上多个研究表明，中成药具有和缓、平稳、降压的特点，可用于早期以及轻度高血压病的患者。临床上常用的治疗高血压病的中成药有天麻降压胶囊、牛黄降压丸、复方丹参滴丸等，为便于临床参考，现将常用中成药总结如下。

一、牛黄降压丸

【组成】珍珠、郁金、薄荷、水牛角浓缩粉、冰片、党参、黄芪、黄芩提取物、羚羊角、决明子、人工牛黄、川芎、甘松、白芍等。

【功效】平肝安神、化痰清心。

【主治】痰热壅盛、心肝火旺所致的头晕目眩、烦躁不安、头痛失眠；高血压病见上述证候者。

按语：周端求等人将280例高血压病患者分为治疗组和对照组，对照组口服硝苯地平，治疗组口服牛黄降压丸，3个月后复查相关指标及主要症状（头痛、眩晕、震颤、急躁易怒、失眠、口干口苦等）均有明显改善。其症状缓解率，治疗组明显优于对照组[1]。

二、复方丹参滴丸

【组成】三七、冰片、丹参。

【功效】行气止痛、活血化瘀。

【主治】血瘀气滞所致胸痹，症见胸闷、胸痛；冠心病心绞痛见上述证候者。

按语：黄自冲治疗106例高血压且舒张压偏高的患者的临床试验发现，抗高

---

① 周端求、周海燕、杨铮铮，等：《牛黄降压丸治疗原发性高血压的临床研究》，《中国中药杂志》2006年第7期，第612-614页。

血压药联合复方丹参滴丸能有效治疗舒张压偏高[1]。

三、天麻首乌片

【组成】 白芷、桑叶、墨旱莲、何首乌、熟地黄、女贞子、白芍、黄精、甘草、当归、炒蒺藜、丹参、川芎、天麻。

【功效】 养血息风、补益肝肾。

【主治】 肝肾阴血亏虚所致的耳鸣头痛、头晕目眩、脱发、白发、腰膝酸软、口苦咽干；血管神经性头痛、早期高血压病、脑动脉硬化、脂溢性脱发见上述证候者。

按语： 肖德华等人治疗108例高血压病患者的临床试验发现，天麻首乌片具有明显降压作用，且对高血压病患者临床症状的治疗效果较好[2]。

四、罗布麻茶

【组成】 罗布麻叶

【功效】 平肝安神、清热利水。

【主治】 高血压病。症见肝阳眩晕、心悸失眠、浮肿尿少、神经衰弱、肾炎浮肿。

按语： 戴伟等人治疗102例高血压病患者的临床试验证明，罗布麻茶具有辅助降血压作用[3]。

五、珍菊降压片

【组成】 珍珠层粉、氢氯噻嗪、野菊花膏粉、盐酸可乐定、芦丁。

【功效】 祛风、清肝、解毒、明目。

【主治】 高血压病。

按语： 周卉等人治疗200例高血压病患者的临床试验表明，在常规西药治疗

---

① 黄自冲：《抗高血压药联合复方丹参滴丸对舒张压偏高的高血压患者的疗效观察》，《中国医院用药评价与分析》2014年第5期，第399-401页。

② 肖德华、郑兵：《天麻首乌片药效学研究》，《湖南中医杂志》2001年第2期，第57-58页。

③ 戴伟、尹进、胡余明：《罗布麻茶对高血压病人的临床观察》，《实用预防医学》2010年第7期，第1357-1359页。

的基础上加服珍菊降压片，治疗高血压病的疗效显著，且毒副作用较小，值得临床推广应用[1]。

六、全天麻胶囊

【组成】天麻。
【功效】平肝息风。
【主治】肝风上扰所致的头痛眩晕、肢体麻木。

按语：刘英等人应用全天麻胶囊联合缬沙坦治疗原发性高血压病，服用全天麻胶囊加缬沙坦的患者比仅服用缬沙坦的患者治疗效果好[2]。李雄根等人应用全天麻胶囊治疗高血压头疼，证实了对于高血压头疼的患者，服用全天麻胶囊加络活喜比仅服用络活喜的效果明显要好[3]。

七、镇脑宁胶囊

【组成】细辛、藁本、猪脑粉、丹参、川芎、天麻、水牛角浓缩粉、葛根、白芷。
【功效】平肝息风、通经活络。
【主治】高血压病、血管神经性头痛、动脉硬化。风邪上扰所致的头痛、恶心呕吐、视物不清、肢体麻木、耳鸣。

按语：上海医科大学老年医学研究室以45例门诊病人为治疗对象。2周后观察相关指标及症状，按治疗总有效率从高到低的排列次序为呕吐者、恶心者、耳鸣者、嗜睡者、视力障碍者，对45例头痛患者的治疗总有效率可达91.1%，且未见患者治疗后不良反应的发生。

八、松龄血脉康胶囊

【组成】鲜松叶、葛根、珍珠层粉。

---

① 周卉、徐金军：《复方珍菊降压片治疗高血压临床研究》，《亚太传统医药》2015年第15期，第118-119页。
② 刘英、刘小军、廖贻刚，等：《全天麻胶囊联合缬沙坦治疗原发性高血压的临床观察》，《现代生物医学进展》2012年第32期，第6331-6334页。
③ 李雄根、廖习清、赖真：《全天麻胶囊治疗高血压头痛36例临床研究》，《中国民康医学》2007年第3期，第146-147页。

【功效】平肝潜阳、镇心安神。

【主治】肝阳上亢所致的头痛眩晕、心悸失眠、急躁易怒；高血压病及原发性高脂血症见上述证候者。

按语：刘慧卿等人的临床研究表明，松龄血脉康胶囊联合盐酸贝尼地平，可安全有效地控制原发性高血压病患者的临床症状，可多靶点干预心血管疾病相关危险因素，并改善炎症状态和亚临床靶器官损害[①]。

九、复方羚羊角片

【组成】川乌（制）、羚羊角、白芷、川芎。

【功效】平肝息风、止痛。

【主治】血管性头痛、神经性头痛、紧张性头痛及偏头痛。

按语：姚旭东等人在100例肝阳上亢证高血压病患者的临床研究中发现，高血压病肝阳上亢证患者在缬沙坦、氨氯地平基础上联合羚羊角汤加减治疗，效果理想，值得推广应用[②]。

十、杜仲降压片

【组成】益母草、杜仲、黄芩、夏枯草、钩藤。

【功效】补肾、平肝、清热。

【主治】肾虚肝旺之高血压病。

按语：李利生等人的高血压大鼠的试验表明，高、中、低剂量杜仲降压片均可降低高血压大鼠的收缩压和舒张压，且对心率未见明显影响；高剂量的杜仲降压片还可增强超氧化物歧化酶活性，降低血清的丙二醛量[③]。

十一、清脑降压片

【组成】水蛭、钩藤、黄芩、决明子、煅磁石、当归、夏枯草、地黄、丹参、

---

① 刘慧卿、金凤表、张志敏，等：《松龄血脉康胶囊联合盐酸贝尼地平对原发性高血压患者的临床疗效》，《中成药》2020年第12期，第3180-3184页。

② 姚旭东、卢益中、朱春海，等：《羚羊角汤加减联合缬沙坦氨氯地平片治疗高血压病肝阳上亢证的临床观察》，《中西医结合心血管病电子杂志》2016年第20期，第168-169页。

③ 李利生、余丽梅、黄燮南，等：《杜仲降压片对自发性高血压大鼠血压的影响及机制研究》，《中成药》2011年第7期，第1236-1238页。

地龙、珍珠母、牛膝。

【功效】平肝潜阳。

【主治】肝阳上亢导致的头晕、血压偏高。

按语：任江华关于156例高血压病患者的临床试验研究表明，清脑降压片能明显降低1级、2级高血压病患者的收缩压和舒张压；清脑降压片能显著改善患者的肝阳上亢证证候积分，其疾病有效率和证候有效率分别达84.81%、89.87%。表明清脑降压片对1、2级高血压病患者均有明显的降压作用，能改善临床症状[1]。

十二、脑立清

【组成】磁石、珍珠母、赭石、猪胆、冰片、薄荷脑、半夏、酒曲、牛膝。

【功效】平肝潜阳、醒脑安神。

【主治】肝阳上亢、头晕目眩、耳鸣口苦、心烦难寐，高血压病见上述证候者。

按语：程振宇等人治疗124例肝阳上亢型原发性高血压病患者的临床观察研究表明，脑立清胶囊联合硝苯地平控释片治疗肝阳上亢型原发性高血压病的疗效优于单纯使用硝苯地平控释片的治疗，且可降低不良反应的发生率[2]。

十三、杞菊地黄丸

【组成】枸杞子、酒萸肉、牡丹皮、泽泻、菊花、茯苓、熟地黄、山药。

【功效】滋养肝肾。

【主治】肝肾阴亏、耳鸣、头晕目眩、视物昏花、畏光、迎风流泪。

按语：朱春秋将92例老年性高血压病患者随机分为观察组与对照组，每组各46例。对照组采用硝苯地平控释片治疗，观察组在此基础上加用杞菊地黄丸。两组治疗周期均为8周，治疗结束后进行疗效评定。治疗后，观察组血压下降幅度显著优于对照组，观察组临床总有效率为93.48%，显著高于对照组的76.09%，

---

[1] 任江华：《清脑降压片治疗高血压（肝阳上亢证）的临床疗效及对血管内皮功能的影响》，《中国实验方剂学杂志》2012年第24期，第327-330页。

[2] 程振宇、李奕、王帅，等：《脑立清胶囊联合硝苯地平控释片治疗肝阳上亢型原发性高血压临床研究》，《新中医》2020年第18期，第63-65页。

差异均有统计学意义（P<0.05）。结论：杞菊地黄丸联合硝苯地平控释片治疗老年性高血压病，疗效确切，值得推广使用。

十四、天麻钩藤颗粒

【组成】天麻、黄芩、牛膝、栀子、钩藤、石决明、益母草、桑寄生、杜仲。

【功效】清热安神、平肝息风。

【主治】肝阳上亢所致头痛、眩晕、震颤、耳鸣、目眩、不眠，高血压病见上述证候者。

按语：杜敏等人的试验研究结果表明，天麻钩藤颗粒联合替米沙坦治疗肝阳上亢型原发性老年2级高血压病的疗效确切[1]。

十五、强力定眩片

【组成】天麻、杜仲、野菊花、杜仲叶、川芎。

【功效】降压、降脂、定眩。

【主治】高血压病、动脉硬化、高脂血症以及上述诸病引起的头痛、头晕、目眩、耳鸣、失眠等症状。

按语：李军等将106例高血压病患者作为研究对象，试验表明：与单独应用缬沙坦相比，缬沙坦联合强力定眩片具有更好的降压作用，治疗高血压病能更好地控制临床症状，使血压达标；无明显毒副作用，尤其适用于老年高血压病患者[2]。

第三节　具有降压作用的中药及其药理

中医药对于高血压病的治疗具有丰富的临床经验与显著的疗效，现代医学对于中药药理成分的分析及作用机制的研究也为中医治疗高血压病的遣方用药提供

---

[1] 杜敏、李莉、吕鹏，等：《天麻钩藤颗粒联合替米沙坦对原发性老年2级高血压Klotho蛋白水平的影响》，《广州中医药大学学报》2020年第2期，第206-212页。

[2] 李军、苏凤全、张义军：《缬沙坦联合强力定眩片治疗老年原发性高血压患者疗效观察》，《中西医结合心血管病杂志》（电子版）2019年第7期，第12-14页。

了指导。中药按照其功效及药性各有分类，本节将列举临床中最常用的治疗高血压病的中药，并分析其有效成分及药理作用。

一、菊花

【药性】辛、甘、苦、微寒。归肝、肺经。

【功用】疏散风热、平抑肝阳、清热明目。用于风热感冒，温病初起，肝阳上亢、头痛目眩、肝经风热所致的目赤肿痛、眼目昏花。对于高血压病所致的眩晕、头痛、耳鸣具有治疗作用。

【药理研究】菊花的有效成分杭白菊黄酮类化合物对心脑具有积极的治疗作用，其有抗自由基和抗氧化的功能，能够使冠状动脉扩张，明显增加冠脉流量；还可对抗乌头碱和抗氯仿诱发的心律失常，拮抗钙离子的内流，从而改善心肌细胞的收缩力，提高心肌耗氧量。除了具有明显的舒张血管和降血脂作用外，还具有解热、抗炎、降压、促凝的作用。

二、葛根

【药性】甘、辛、凉。归脾、胃、肺经。

【功用】解肌退热、生津止渴、透疹、升阳止泻、通经活络、解酒毒。用于外感发热头痛、项背僵痛、消渴、麻疹不透、热痢、泄泻。用于中风偏瘫、胸痹心痛、眩晕头痛，酒毒伤中所致的恶心、呕吐，脘腹胀满。对于高血压病伴有颈项强痛者疗效显著。

【药理研究】葛根的有效成分葛根素对于实验性动物模型具有解热的作用，能缓解垂体后叶激素引起的心肌缺血症状，改善冠状动脉血流，降低血黏度，增强红细胞变形能力等，并扩张血管，减少外周阻力，从而具有良好的降压作用。还可以减少脑卒中的发生，降低其严重程度。同时，葛根素可以扩张脑血管，增加脑血流量。葛根所含的不同成分分别具有收缩和舒张血管平滑肌的作用，因此，能抑制血管痉挛，改善缺血并增加血液供应，且有降血糖、降血脂、抗氧化的作用。

三、罗布麻叶

【药性】甘、苦、凉。归肝、肾经。

【功用】平肝清火、安神降压、利水。主治肝阳上亢及肝火上炎所致的头目眩晕、烦躁失眠。用于血压升高、肾病水肿、神经衰弱；用于肝阳上亢高血压病，对头痛眩晕、头胀失眠、烦躁失眠等症状有治疗作用。

【药理研究】斛皮素是罗布麻叶降血压的主要活性物质。罗布麻叶提取物对离体大鼠胸主动脉具有明显的血管舒张反应，并具有低浓度下内皮依赖性、高浓度下内皮非依赖性的特点。罗布麻叶提取物不仅在离体组织中表现出血管舒张反应，在动物模型中也表现出明显的降压作用。目前认为，罗布麻叶的降压原理与提高 eNOS 活性、增加 NO 产量，可能是 ELA 降压作用的有关机制之一。

【使用注意】该药使用过程中有较多的胃肠道反应，如腹胀，腹痛等，有类似症状的患者不宜使用，以免加重病情。

四、黄芩

【药性】苦、寒。归肺、小肠、大肠、胆、脾经。

【功用】泻火解毒、清热燥湿、止血、降血压、安胎。用于治疗暑温、湿温初起所致的泻痢、湿热痞满、胸闷呕恶、肺热咳嗽、痰热咳喘、高热烦渴、黄疸、血热吐衄、痈肿疮毒、血热胎动不安。

【药理研究】黄芩的主要成分为黄芩苷、黄芩素等黄酮类物质。黄芩煎剂在体外对部分革兰氏阳性菌及革兰氏阴性菌有不同程度的抑制作用，能降低毛细血管的通透性，减少过敏因子的释放，因此，具有抗炎作用，此外还有扩张血管，从而降低血压的功效。

【使用注意】本品苦寒，脾胃虚寒者不宜使用。

五、莲子心

【药性】苦、寒。归心、肾经。

【功用】涩精止血、交通心肾、清心安神。主治热入心包、神昏谵语、暑热烦渴、血压升高、失眠遗精、烦热失眠。

【药理研究】现代研究表明，莲子心含有黄酮、生物碱、谷甾醇、挥发油和微量元素等。莲心季铵碱的降压作用较持久，能有效降低各种动物的血压，且降压效果和降压持续时间与剂量有关。椎动脉及脑室内注射甲基莲心碱的试验结果表明，降低舒张压的作用明显大于收缩压，其降压作用可能是通过直接扩张血管平滑肌实现。

六、玉米须

【药性】甘、平。归膀胱、肝、胆经。

【功用】利肝、退黄、利水、消肿。主治肾虚水肿、脾虚水肿、尿路感染、泌尿系结石。本药也可用于治疗黄疸、高血压病、胆囊炎、胆结石、糖尿病、吐血衄血、鼻渊、乳痈等。

【药理研究】玉米须主要化学成分含有脂肪油、挥发油树脂、皂苷、生物碱等。玉米须的水浸液、乙醇水浸液、乙醇浸液及煎剂，对于麻醉犬、猫和兔都有降压作用。玉米须灌胃的大鼠实验组自第5天开始，收缩压和舒张压均下降，持续至25天，血浆总抗氧化能力和谷胱甘肽水平增高，血管紧张素Ⅱ水平下降，其降压机制可能与降低血管紧张素Ⅱ水平和氧化应激有关。其降压机制主要是中枢性的，亦有学者认为其降压作用主要是扩张末梢小血管的结果。此外，玉米须对肾上腺素的升压效应具有拮抗作用。玉米须在小剂量时对心脏无影响，在较大剂量时可使心跳变慢、减弱。

七、夏枯草

【药性】辛、苦、寒。归肝、胆经。

【功用】清肝泻火、明目化痰、散结消肿、降压。主要治疗肝火上炎之目赤红肿疼痛和肝火上攻所致头痛眩晕。常用于治疗高血压病且伴有头痛、目眩、耳鸣、烦热、失眠等症状。本品能散结消肿，可用于治疗乳痈、乳癖、乳房胀痛等。

【药理研究】夏枯草的主要化学成分为有机酸、三萜类和黄酮类。本药的水浸出液、煎剂、乙醇-水浸出液和30%乙醇浸出液，对试验动物有明显的降血压作用，而夏枯草中夏枯草总皂苷与其降压作用有关，且能减小大鼠急性心肌梗死的范围，降低其死亡率，还具有抗凝作用。此外，夏枯草提取物、正丁醇提取物和乙酸乙酯提取物可使去甲肾上腺素引起的家兔胸主动脉收缩曲线右移，且使其最大收缩幅度变小。夏枯草醇提取物具有显著的降血糖作用，其煎剂具有抑制病原微生物的作用和抗肿瘤、抗炎、免疫抑制的作用。

【使用注意】夏枯草性寒凉，脾胃虚弱者服后容易造成腹泻，甚至加重病情。长期大量服食夏枯草，可能存在毒副作用，可加重肝、肾功能的负荷，会导致中药成分在体内蓄积，从而中毒，甚则引起肝损害。

八、钩藤

【药性】甘、苦、微寒。归心包经。

【功用】具有清热平肝、祛风止痉作用，对高血压病引起的肝阳上亢证所致的头痛眩晕、目赤肿痛、头胀等疗效较好。

【药理研究】主要化学成分有生物碱类、黄酮类、三萜类和苷类等，其中生物碱的含量种类最广，有钩藤碱、异钩藤碱、去氢钩藤碱等。动物实验表明，钩藤生物碱能明显降低高血压病动物的平均血压和心肌收缩率，其中以异钩藤碱的降压作用为最强，其次是钩藤碱，钩藤总碱最弱。钩藤生物碱既能通过扩张血管降低心输出量和组织外源钙离子内流，起到直接降压的作用；又能通过阻断神经传导降低神经递质分泌，起到间接降压的作用。

九、决明子

【药性】甘、苦、咸、微寒。归肝、大肠经。

【功用】潜阳平肝、清肝明目、润肠通便。用于治疗肝火上炎之目赤肿痛、畏光流泪。用于肝阳上亢证所致的头痛头晕、目眩等症状。本药入大肠经，能清燥、润肠通便。治疗内热肠燥、大便秘结之症。对防治血管硬化与高血压病有一定疗效，有能降低血脂、胆固醇及血压的作用。

【药理研究】主要化学成分为大黄素、大黄素甲醚、大黄酸、大黄酚等蒽醌类化合物。本药具有降脂和抗动脉粥样硬化作用，可降低试验动物的总胆固醇和甘油三酯，抑制动脉粥样硬化的形成。其水浸剂和乙醇浸液对于试验狗、猫、兔均有降压作用。乙醇提取物可使具有遗传性高血压病的大鼠收缩压显著降低，给药前后收缩压、舒张压均明显降低，醇溶和水溶部分均表现出明显降压作用。决明子溶液能抑制营养性肥胖大鼠质量的增长，改善胰岛素抵抗，但不抑制其食欲。

【使用注意】决明子药性寒凉，有泄泻和降血压的作用，脾胃虚寒、脾虚泄泻及低血压等患者不宜服用。

十、山楂

【药性】酸、甘、微温。归脾、肝、胃经。

【功用】行气化瘀、健脾消食、化浊降脂。主治肉食积滞、胃脘胀满。用于高血压病、心绞痛、冠心病、食积腹泻、腹痛、高脂血症等，还可用于瘀血阻滞引起的痛经、闭经、月经不调。

【药理研究】山楂的有效成分主要为黄酮类、黄烷及其聚合物类、有机酸类，另外还有三萜类和甾体类等。以较小剂量山楂的流浸膏、黄酮提取物或其水解产物注射于麻醉试验动物，均有缓慢而持久的降压作用，其降压机制主要通过扩张外周血管来实现。山楂中的黄酮苷及复杂的二聚黄烷和多聚黄烷类，有显著的扩张血管、降压的作用。山楂提取物可对抗家兔的心律失常，能舒张冠状动脉，改善冠状动脉血流，降低心肌耗氧量，改善心肌的血氧供应，并能降低外周血管阻力，对心血管系统起到调整和改善效果。

十一、生槐花

【药性】苦、微寒。归大肠、肝经。

【功用】清肝泻火、凉血止血。主治血热妄行、血痢、肠风便血、血淋、吐血、尿血、崩漏等，也可治疗肝火上炎所致的头痛头晕、目赤肿痛。

【药理研究】槐花的有效成分为芸香苷、鞣质、槲皮素等。槐花提取液对离体蛙心有兴奋作用，对心脏传导系统具有阻滞作用，槲皮素、芸香苷能增加蛙心的收缩力及输出量，并减慢心率。槲皮素可使冠脉血管扩张，改善心肌微循环。槐花可增加冠脉血管流量，对垂体后叶激素导致的冠脉血管收缩有轻度的对抗作用，能降低心肌耗氧量，临床上有良好的降压作用。

【使用注意】脾胃虚寒及阴虚发热而无实火者慎用。

十二、水牛角

【药性】苦、寒。归心、肝经。

【功用】解毒定惊、降压、清热凉血。主要用于治疗温病热入营血所致的高热惊风、神昏、谵语、中风偏瘫、神志不清、血热毒盛、发斑发疹、血热吐衄等症状。

【药理研究】水牛角主要成分为胆甾醇、肽类及多种氨基酸、微量元素。水牛角水解产物能够降低毛细血管通透性，升高血小板，具有良好的止血作用。其粉末及提取液具有解热、镇静、抗惊厥作用。此外，还能够使肾上腺皮质系统兴奋，从而降低血压。

【使用注意】脾胃虚寒者不宜使用。

十三、天麻

【药性】甘、平。归肝经。

【功用】息风止痉、平抑肝阳、祛风通络。主治肝风内动的惊厥抽搐，不论寒热虚实。平抑肝阳，可用于肝阳上亢所致的高血压病、眩晕、头痛。长于平息肝风、平抑肝阳、通络祛风，可治疗中风手足不遂、筋骨疼痛者。

【药理研究】研究表明，天麻的化学成分天麻素或可改善内皮素和血管紧张素Ⅱ的敏感性，从而达到降低血压的目的。天麻苷能够作用于中枢神经系统，减小血管阻力，扩张小动脉和微血管，降压效果持续时间长达3小时，并且降压不会引起交感神经被激活，可使肝阳上亢型小鼠的血压显著下降。天麻降压可兼顾中枢神经和外周神经，天麻可降压、减慢心率、增加心输出量、降低外周阻力。对垂体后叶激素所致的心脏缺血有保护作用，能提高动物耐缺氧的能力，其成分天麻素可使中枢和外周血管顺应性增加，外周血管阻力降低。

十四、地龙

【药性】咸、寒。归肝、脾、膀胱经。

【功用】清热、定惊、通络、平喘、利尿。适用于早期高血压病伴有肢体麻木、热病惊狂、小儿惊风、咳喘、头痛目赤、咽喉肿痛、小便不通、风湿关节疼痛、半身不遂者。

【药理研究】地龙的各种剂型对于麻醉犬、猫及慢性肾性高血压病大白鼠，均有持久的降压作用。其降压机制能为该药作用于某些内脏感受器，反射性地影响中枢神经，并使部分内脏血管扩张而使血压下降。地龙降压蛋白可不同程度地降低自发性高血压病大鼠的舒张压和收缩压，其降压机制可能与降低自发性高血压病大鼠血浆、肾脏局部醛固酮水平，升高血浆、肾脏局部6-酮-前列腺素F1的含量有关。

十五、淫羊藿

【药性】辛、甘、温。归肾、肝经。

【功用】补肾壮阳、祛风湿、强筋骨、降压。主治阳痿遗精、筋骨痿软、风湿痹痛、麻木拘挛，以及更年期高血压病。

【药理研究】淫羊藿的主要有效成分淫羊藿总黄酮能减弱心房肌肌力和频率，淫羊藿总黄酮可选择性阻断心肌β_1受体。其多种制剂对多种试验动物的冠状动脉血流量均有明显的增加作用，对大鼠的心肌缺血有一定保护作用；此外，淫羊藿能减弱心肌收缩而使耗氧量降低，这可能是淫羊藿治疗冠心病、心绞痛的理论依据。

十六、川牛膝

【药性】辛、温。归肝、肾经。

【功用】补肝肾、强筋骨、活血通经、引血下行、利水通淋。《现代中药大辞典》载："功能补肝肾、强筋骨、活血祛瘀、利尿通淋。用于瘀血阻滞所致月经不调、痛经、妇女闭经，难产胞衣不下、产后瘀血腹痛，头痛眩晕、齿龈肿痛、口舌生疮、吐血、衄血，风湿痹痛、腰膝酸痛、下肢无力，尿血、淋证小便不利，喉痹、咽喉肿痛、乳蛾等。"可祛风止痛活血，主要用于头痛、身痛及血瘀气滞的痛经、闭经、产后瘀阻、腹痛等症，也用于关节痹痛、足痿筋挛、尿血血淋、跌仆损伤。

【药理研究】川牛膝提取物的主要成分为杯苋甾酮、牛膝甾酮、蜕皮甾酮等。研究认为，川牛膝提取物能明显降低自发性高血压病大鼠的血压，与空白对照组比较有显著性差异（P<0.01）；能降低SHR心肌血管紧张素转换酶（ACE）活性，影响心肌细胞的直径，抑制血管紧张素转换酶，阻断血管紧张素Ⅱ生成，从而导致血管的扩张，可能是其降压机制。

十七、杜仲

【药性】甘、温。归肝、肾经。

【功用】安胎、补肝肾、强筋骨。主治肝肾不足所致腰膝酸疼、足膝痿软、筋骨无力、小便频数、胎动不安，以及高血压病。

【药理研究】杜仲提取物具有降压作用。杜仲的降压作用机制可能与促进NO释放、抑制血管紧张素和环磷酸腺苷作用以及调控K通道和间隙连接有关。目前已确定的降压成分包括松脂醇二葡萄糖苷、丁香脂素二葡萄糖苷、车叶草苷、京尼平苷酸、京尼平、芦丁、绿原酸、紫丁香苷、槲皮素、咖啡酸等，其中松脂醇二葡萄糖苷和丁香脂素二葡萄糖苷对血压均有双向调节作用。杜仲糖苷能有效降低血压，其降压机制可能与调节血浆内皮素（ET）、一氧化氮（NO）有关。杜仲木脂素可有效降低自发性高血压病大鼠的血压。

十八、何首乌

【药性】苦、甘、涩、微温。归肝、肾、心经。

【功用】补肝肾、强筋骨、润肠通便、养血滋阴、祛风解毒、截疟。主治血虚失眠、心悸、头昏目眩、肝肾阴虚之腰膝酸软、须发早白、耳鸣、肢体麻木、肠燥便秘、遗精、久疟体虚、瘰疬结核、风疹瘙痒、痔疮、疮痈。

【药理研究】自噬是肥胖性高血压病与自发性高血压病微血管内皮功能障碍的发生机制之一。何首乌的主要成分为二苯乙烯苷（TSG）。TSG可通过激活Akt/

mTOR通路抑制内皮自噬从而改善微血管内皮功能障碍，并降低肥胖性高血压病而非自发性高血压病的动脉血压。

十九、桑寄生

【药性】苦、甘、平。归肝、肾经。

【功用】补肝肾、祛风湿、强筋骨、养血安胎。主要用于治疗痹症日久、肝肾不足所致筋骨萎软无力、腰膝酸软等症，亦常用于肝肾亏虚型高血压病的治疗，可有补益肝肾、平肝降压的作用。

【药理研究】桑寄生的有效成分主要为黄酮类、广寄生苷、槲皮素、挥发油、苯甲酰等。桑寄生注射液对于冠脉具有扩张作用，能减慢心率。桑寄生鲜叶的乙醇提取物可使家兔的血压平均下降32%，维持3 mm的腹腔注射剂量，降压作用可维持1小时。桑寄生的水浸出液、乙醇-水浸出液、30%乙醇浸出液，均有降低试验麻醉动物血压的作用。对于其降压的原理，有研究认为是中枢性或反射性的，即由于中枢镇静作用和降低了交感神经及血管运动中枢的兴奋性所致。

二十、吴茱萸

【药性】辛、苦、热。归肝、胃、肾经。

【功用】助阳止泻、散寒止痛、降逆止呕。用于治疗寒疝腹痛、厥阴头痛、经行腹痛、脱腹胀痛、寒湿脚气、五更泄泻、呕吐吞酸、口疮以及高血压病。

【药理研究】吴茱萸的有效化学成分为吲哚类EV、Rut、DHE、喹诺酮类等。吲哚类EV可影响醛固酮释放，使内皮细胞及平滑肌细胞舒张，达到降压作用。Rut有舒张血管及降压的作用，Rut通过静脉给药方式能降低正常动物的血压，DHE能降低血压，同时减慢心率。其降压作用的相关机制包括钾离子通道活性、α_1阻滞等。EC有降血压的功效，有研究证明EC为血管紧张素Ⅱ受体拮抗剂。

二十一、豨莶草

【药性】苦，寒。归肝、肾经。

【功用】祛风通络、清热降压，用于风湿痹痛、四肢麻痹、筋骨无力、半身不遂、腰膝酸软、风疹湿疮。

【药理研究】研究发现豨莶草提取物能抑制血管收缩。在豨莶草提取物低浓度时，舒血管作用明显削弱，在高浓度时则未见明显影响，提示豨莶草提取物具有内皮NO依赖性舒张血管的作用，其降压作用可能与此有关。

二十二、臭梧桐

【药性】辛、苦、甘、凉。归肝经。

【功用】祛风湿、降血压、通经络。主治风湿痹痛、半身不遂、口眼㖞斜、肢体麻木，以及高血压病、疟疾、湿疮、风疹。

【药理研究】臭梧桐具有和缓而持久的降压作用。现代药理研究表明，臭梧桐的降压作用机制可能与直接扩张血管和阻断植物神经功能有关。

第四章

高血压病的针灸治疗

中医认为，高血压病的病机主要以肝肾阴阳失衡为本，风、火、痰、瘀内生为标，主要为七情内伤、劳逸失度、饮食失节等因素导致机体失衡、气机逆乱而引发本病。针灸作为中医的重要治疗方法，治疗本病的主要机制为调和阴阳、疏通经络和扶正祛邪。本章将从常用体穴和常用针灸治法论述高血压病的针灸治疗。

第一节　常用体穴

一、概述

针灸在高血压病的治疗中有着广泛应用，本节介绍用于治疗高血压病的60个常用体穴，均系现代临床报道过的，包括十四经穴和经外奇穴。本节在论述穴位时，以穴位分布部位为分类方式，值得注意的是，与高血压病相关的督脉、任脉与胆经分布的穴位较多，但同样关系密切的肝经、肾经的经穴并不多。

从目前临床实践看，对高血压病的穴位刺激有以下特点：

其一，针灸主要用于早期高血压病，在针刺上多以轻泻法或平补平泻为主。灸法以艾条温和灸或雀啄灸为主。

其二，多以单穴治疗，常用的有百会、大椎、关元、悬钟、束骨等。应用多种穴位刺激法，除针刺外，有艾灸、穴位贴敷、挑治、火针、割治、埋线及穴位激光照射等。其中穴位贴敷颇值得提倡，不仅操作方法简便，而且对早期高血压病有独特的疗效。

二、常用穴位

(一) 头项部

1.百会（督脉）

【定位】在头部，前发际正中直上5寸（或后发际正中直上7寸，或头部正中线与两耳尖连线的中点处）。

【刺灸法】取仰卧位或正坐位，以28号或30号1寸毫针，平刺0.5~0.8寸或以2根毫针作"十"字交叉透刺，可用艾条雀啄灸法或温和灸法（偏于升阳举陷）。

【备注】百会被称为头部"三阳五会"，即足三阳经与督脉、足厥阴肝经交汇于此，为人体阳气汇聚的地方，为降压主穴之一，对于调节机体的阴阳平衡有重要作用。在高血压病早期，可单独用本穴治疗。

2.四神聪（经外奇穴）

【定位】在头顶部，百会前、后、左、右各旁开1寸，共4穴。

【刺灸法】取仰卧位或正坐位，用28号或30号1寸毫针，分别由4穴点针尖向百会穴平刺0.5~0.8寸；也可用艾条回旋灸。

【备注】对于头晕头痛症状明显的患者，常与百会穴相配合治疗。

3.上星（督脉）

【定位】在头部，前发际正中直上1寸。

【刺灸法】取仰卧位或正坐位，以30号1.0~1.5寸毫针，向上平刺0.3~0.5寸；也可用艾条温灸5~10分钟。

【备注】临床常配伍合谷穴、太冲穴治疗头痛。

4.头维（足阳明胃经）

【定位】在头部，额角发际直上0.5寸，头正中线旁开4.5寸处。

【刺灸法】取仰卧位或正坐位，以30号1寸毫针向后平刺0.5~1.0寸，可向周围扩散。

【备注】按摩或者适当针刺头维穴，可以辅助治疗高血压病。

5.印堂（督脉）

【定位】在额部，两眉头的中间。

【**刺灸法**】取仰卧位或正坐位，以30号1寸毫针，提捏局部皮肤进针，对准鼻尖平刺0.3～0.5寸；用细三棱针点刺出血。

【**备注**】对高血压病引起的失眠、烦躁等，多与百会相配治疗。

6.太阳（经外奇穴）

【**定位**】在额部，眉梢与目外眦连线的中点向后约1横指的凹陷处。

【**刺灸法**】取正坐位，以30号1～2寸毫针，直刺0.3～0.5寸，或向率谷透刺1.0～1.8寸；用细三棱针点刺出血。

【**备注**】取太阳穴配印堂穴点刺放血，常用于治疗高血压头痛。

7.素髎（督脉）

【**定位**】在面部，鼻尖的正中央。

【**刺灸法**】取仰卧位或正坐位，以30号0.5寸毫针，略向上直刺0.2～0.3寸。

【**备注**】本穴具有较显著的调节血压的作用，不仅可用于降压，对过低的血压也有一定的升压作用。

8.风府（督脉）

【**定位**】在项部，后发际正中直上1寸，枕外隆凸直下，两侧斜方肌之间凹陷中。

【**刺灸法**】取伏案正坐位，头微向前倾，以30号1.5寸毫针，向下颌方向直刺0.5～1寸，缓慢进针，不可大幅度提插捻转。

【**备注**】该穴深部有延髓，故以针尖向口与鼻尖方向比较安全，针刺深度不可过深，亦不可向上刺，以免刺入枕骨大孔造成生命危险，且严禁行大幅度提插捻转等补泻手法。

9.哑门（督脉）

【**定位**】在项部，第2颈椎棘突上际凹陷中，后正中线上。

【**刺灸法**】取俯伏位，头微前倾，项肌放松，以30号1.5寸毫针经，第2颈椎棘突上缘，向下颌方向垂直缓慢刺入0.5～1.0寸，不可向上斜刺或深刺。

【**备注**】针刺该穴时，必须严格掌握针刺的角度和深度，该穴深部有脊髓，故不可深刺。针刺时也不可向左右任意偏斜，以防误伤椎动脉。用于降压，针尖宜向口或下颌方向，较为安全有效。

10.天柱（足太阳膀胱经）

【**定位**】在项部，大筋（斜方肌）外缘之后发际凹陷中，约后发际正中旁开

1.3寸。

【刺灸法】取正坐位或俯伏位,以1.5寸毫针,直刺0.8～1.0寸。

【备注】本穴不可向内上方深刺,以免损伤延髓。

11. 风池（足少阳胆经）

【定位】在项部,枕骨之下,与风府相平,胸锁乳突肌与斜方肌上端之间的凹陷处。

【刺灸法】取正坐位或俯伏位,以28号或30号2寸毫针,针尖向下,向鼻尖斜刺1.5寸左右;用艾条做温和灸法。

【备注】本穴是用于治疗高血压病的主要穴位,适用于各期高血压病。该穴深部重要结构为延髓和椎动脉,针刺不当可造成延髓下端或脊髓上端损伤,甚者可危及生命。经测定,在风池穴针刺时向鼻尖方向针刺较为安全。

12. 人迎（足阳明胃经）

【定位】在颈部,喉结旁,胸锁乳突肌前缘,颈总动脉搏动处。

【刺灸法】取仰卧位,深部触压可触及颈总动脉搏动,避开颈总动脉,以30号1寸毫针,在其前方或略向内直刺0.2～0.4寸。

【备注】本穴为降压的特效穴位之一,临床上常单用本穴降压。本穴针刺深度以不超过0.5寸为宜,否则易伤及迷走神经,正确针刺方向为恰好经过颈动脉鞘内前方,若偏向外侧,则有刺中颈总动脉的可能;若过于偏外,则可刺穿颈内静脉,以致刺中迷走神经,造成严重后果,乃至危及生命。在进针时,如有针尖黏滞感、明显波动感,表明已触及颈动脉,故该穴进针时不可偏向外侧,不可过深,手法不宜过重。选用本穴降压时还应注意以下几点:刺人迎穴前,必须用手按患者颈动脉窦以作为治疗前试验,看是否有颈动脉窦过敏现象,若压颈动脉窦后有眩晕现象发生,则不能做此治疗,以免发生颈动脉窦性晕厥之危险。刺人迎穴治疗高血压病,针刺人迎穴达到目的（即针柄出现,如脉搏样跳动）后,如无经验者,亦可不必用此手法,否则如手法过强,血压反而升高而得相反效果。治疗前,必须使患者安静片刻后再行针刺治疗。在治疗期间,患者精神不宜过度紧张,不宜吃刺激性食物,尤宜禁忌房事。

（二）胸腹部

1. 膻中（任脉）

【定位】在胸部,前正中线上,平第4肋间,两乳头连线的中点。

【刺灸法】取仰卧位或正坐位，以30号1寸毫针，向上或向下平刺0.5～0.8寸；用三棱针刺血拔罐。

【备注】膻中深部为胸骨，不能直刺；对患有肺、心脏疾病的人群，忌粗针重刺，以免产生不良后果。

2.中府（手太阴肺经）

【定位】在胸前壁的外上方，云门下1寸，平第1肋间隙，距前正中线6寸。

【刺灸法】取仰卧位或正坐位，向外斜刺0.5～0.8寸。

【备注】本穴直刺0.5寸时，即可能进入胸腔，故一般不宜直刺，可于进针后，针尖向肋缘斜刺至肋骨0.5～0.8寸，略退针，施小幅度提插捻转之法，如必须直刺，以刺入0.2～0.3寸为宜。不可向内侧深刺，防止伤及肺脏。

3.章门（足厥阴肝经）

【定位】在侧腹部，第11肋游离端的下方。

【刺灸法】取侧卧位，以30号1寸毫针，斜刺0.5～0.8寸。

【备注】不可直刺、深刺，否则易刺伤内部脏器，左侧章门可刺伤脾脏，右侧章门可刺伤肝脏。针刺不慎，还可引起肋间动脉破裂。

4.期门（足厥阴肝经）

【定位】在胸部，乳头直下，第6肋间隙，前正中线旁开4寸。

【刺灸法】取仰卧位，斜刺或平刺0.5～0.8寸。

【备注】本穴不宜直刺，也不宜进针过深，尤其是左侧期门。以斜刺至触及肋骨为宜。

5.中脘（任脉）

【定位】在上腹部，前正中线上，脐中上4寸，胸骨体下缘与脐连线的中点。

【刺灸法】取仰卧位，以30号1.5寸毫针，直刺0.8～1.2寸；也可用艾条温和灸或雀啄灸。

【备注】本穴针刺不可过深，否则会进入腹膜而刺伤胃部，尤其是饱食后更应注意。针刺不可向上方深刺，否则可刺伤肝前缘，引起出血，肝脾肿大者尤应慎重。

6.气海（任脉）

【定位】在下腹部，前正中线上，脐中下1.5寸。

【刺灸法】取仰卧位，以30号1.5寸毫针，直刺0.8～1.2寸；也可用艾条温和灸或雀啄灸。

【备注】针刺过深会进入腹腔而刺中小肠。妇女经期针刺应慎重，孕妇慎用。

7.关元（任脉）

【定位】在下腹部，前正中线上，脐中下3寸。

【刺灸法】取仰卧位，以30号2寸毫针，直刺0.8～1.5寸，以针感向外阴部放射为佳；也可用艾条选温和灸或雀啄灸。

【备注】本穴为降压主要穴位之一，对高血压病早期患者可单独用本穴降压。在膀胱充盈时，本穴毗邻膀胱，所以应嘱患者先排尿再针刺，以免伤及膀胱。其余注意事项同气海穴。

8.神阙（任脉）

【定位】在腹中部，脐中央。

【刺灸法】取仰卧位，以艾炷隔盐灸或艾条温和灸；多应用穴位贴敷法。

【备注】本穴为治疗高血压病的重要穴位之一。在方法上，临床仅报道用灸法或穴位贴敷降压，未见有针刺治疗本病的资料，可能与本穴古代为禁针穴有关。但大量的临床实践表明，只要严格消毒，该穴可针刺，针刺该穴是否也可降压，有待进一步观察。

9.中极（任脉）

【定位】在下腹部，前正中线上，脐中下4寸。

【刺灸法】取仰卧位，以30号1.5寸毫针，直刺0.5～1.0寸。

【备注】本穴不可深刺，以免刺入腹膜腔，刺中小肠。本穴针刺前要求排尿，以防膀胱充盈时被刺伤。孕妇慎用。

（三）腰背部

1.大椎（督脉）

【定位】在后正中线上，第7颈椎棘突下凹陷处。

【刺灸法】取正坐位，头向前倾，以30号1.5寸毫针，微斜向上直刺0.5～1.0寸，或沿皮向下斜刺1.0～1.5寸。

【备注】本穴为治疗高血压病的主要穴位之一，对早期本病患者可单独用本穴治疗。据笔者经验，以针尖向下略斜刺进针1.0～1.2寸，如能引出向下传导针感，降压作用往往较为明显。注意本穴不可深刺。深部相当于第2胸椎节段水平，针刺太深可刺穿黄韧带（此时针尖阻力突然消失，有空松感），进而刺穿硬脊膜、蛛网膜、软脊膜，伤及脊髓。

2.肩井（足少阳胆经）

【定位】在肩上，大椎与肩峰端连线的中点。

【刺灸法】取正坐位，以30号1寸毫针，直刺0.5～0.8寸；三棱针刺放血后用中号或大号罐具吸拔。

【备注】本穴多以刺血拔罐法降压。本穴针刺时忌进针过深。如进针朝前下方过深，有可能穿透第1肋间隙，伤及胸膜壁层及肺上叶；如进针朝前内方过深，则可能刺穿胸膜顶及肺尖。这两种情形均可导致气胸。孕妇禁针。

3.天宗（手太阳小肠经）

【定位】在肩胛部，冈下窝中央凹陷处，与第4胸椎相平。

【刺灸法】取正坐位，以28号1.0～1.5寸毫针，直刺0.5～0.8寸或斜刺1.0～1.2寸；三棱针刺血后用中号或大号罐具吸拔。

【备注】针刺此穴，遇到阻力不可强行进针。

4.筋缩（督脉）

【定位】在背部，后正中线上，第9胸椎棘突下凹陷中。

【刺灸法】取俯伏位，以30号1.5寸毫针，向上微斜刺进0.5～1.0寸。

【备注】筋缩穴可以平肝息风，临床可以用来缓解因高血压病引起的眩晕、颈项痉挛、手足麻木。

5.神道（督脉）

【定位】在背部，后正中线上，第5胸椎棘突下凹陷中。

【刺灸法】取俯伏位，以30号1.5寸毫针，向上微斜刺进0.5～1.0寸。

【备注】神道穴配关元穴治疗头痛。

6.身柱（督脉）

【定位】在背部，后正中线上，第3胸椎棘突下凹陷中。

【刺灸法】取俯伏位或俯卧位，以28号或30号1.5寸毫针，直刺0.5～1.0寸；也可用艾条温和灸或雀啄灸。

【备注】身柱穴配本神穴，有行气疏风的作用，主治头痛、目眩。

7.腰阳关（督脉）

【定位】在腰部，后正中线上，第4腰椎棘突下凹陷中。

【刺灸法】取俯伏位或俯卧位，微向上直刺0.6～1.0寸。

【备注】临床考虑为肾虚型高血压病的患者，可以选择针刺此穴位。

8.腰俞（督脉）

【定位】在骶部，后正中线上，正对骶管裂孔。

【刺灸法】取俯卧位，微向上直刺0.5～1.0寸。

【备注】俯卧或侧卧位，先按取尾骨上方的骶角，在与两骶角下缘平齐的后正中线上取穴。

9.夹脊（经外奇穴）

【定位】在背腰部，第1胸椎至第5腰椎棘突下两侧，后正中线旁开0.5寸，一侧17个穴位，左右共34穴。

【刺灸法】直刺0.3～0.5寸，或用梅花针扣刺。向内斜刺0.5～1.0寸，局部有酸胀感即可。

【备注】临床试验上多取胸部夹脊穴降压。

10.肺俞（足太阳膀胱经）

【定位】在背部，第3胸椎棘突下，旁开1.5寸。

【刺灸法】取正坐位或俯卧位，以30号1.5寸毫针，向脊柱方向斜刺1.0～1.2寸。

【备注】本穴不可直刺进针过深，针尖宜向脊柱方向斜刺。如针尖向外斜刺可刺伤肺脏。针刺时应使用押手使针体能按要求的方向行进，直至针尖触及硬物，表明已近脊椎，此时最为安全。

11.厥阴俞（足太阳膀胱经）

【定位】在背部，第4胸椎棘突下，旁开1.5寸。

【刺灸法】取正坐位或俯卧位，以30号1.5寸毫针，向脊柱方向斜刺1.0～1.2寸。

【备注】注意事项同肺俞。

12.心俞（足太阳膀胱经）

【定位】在背部，第5胸椎棘突下，旁开1.5寸。

【刺灸法】取正坐位或俯卧位，以30号1.5寸毫针，向脊柱方向斜刺1.2～1.5寸；也可用艾条温和灸。

【备注】注意事项同肺俞。

13.膈俞（足太阳膀胱经）

【定位】在背部，第7胸椎棘突下，旁开1.5寸。

【刺灸法】取正坐位或俯卧位，以30号1.5寸毫针，向脊柱方向斜刺1.0～1.2寸。

【备注】注意事项同肺俞。

14.肝俞（足太阳膀胱经）

【定位】在背部，第9胸椎棘突下，旁开1.5寸。

【刺灸法】取正坐位或俯卧位，以30号1.5寸毫针，向脊柱方向斜刺1.0～1.2寸。

【备注】注意事项同肺俞。

15.肾俞（足太阳膀胱经）

【定位】在腰部，第2腰椎棘突下，旁开1.5寸。

【刺灸法】取正坐位或俯卧位，以30号1.5寸毫针，直刺或微向内斜刺1.0～1.2寸。

【备注】本穴的深处直达腹膜后壁，与肝脏、肾脏等器官较邻近，故不可深刺。针刺角度以直刺或向脊柱方向斜刺较为安全，不可向外刺，以免损伤肾脏。

（四）上肢部

1.肩髃（手阳明大肠经）

【定位】在肩部三角肌上，臂外展或向前平伸时，肩峰前下方凹陷处；或患者臂外展，肩部即可出现两个凹陷，前方的凹陷即为本穴。

【刺灸法】取正坐位，以28号1.5寸毫针，针尖与皮肤垂直进针，直刺0.8～1.2寸或采用挑刺法。

【备注】行针时忌活动肩部，否则易发生弯针，甚至折针的现象，故有"已针不可摇，恐伤针"之说。

2.臂臑（手阳明大肠经）

【定位】在臂外侧，三角肌止点处，曲池与肩髃的连线上，曲池穴上7寸。

【刺灸法】取正坐位，以28号1.5寸毫针，直刺0.5～1.0寸，或向上斜刺0.8～1.2寸。

【备注】握住手臂，以另一手的拇指指尖按压此穴位，可以缓解高血压病引起的头痛。

3.曲池（手阳明大肠经）

【定位】在肘横纹外侧端，屈肘，以手按胸，肘横纹桡侧端凹陷处，尺泽与肱骨外上髁连线中点。

【刺灸法】取正坐位，以28号1.5寸毫针，直刺0.8～1.2寸，或行穴位注射法。

【备注】本穴为治疗高血压病的主要穴位之一，可单独用于治疗早期高血压病患者。

4.少海（手少阴心经）

【定位】屈肘，在肘横纹内侧端与肱骨内上髁连线的中点处。

【刺灸法】取正坐位，以28～30号1寸毫针，直刺0.5～0.8寸。

【备注】本穴用于降压多与曲池相配。

5.内关（手厥阴心包经）

【定位】在前臂掌侧，曲泽与大陵的连线上，腕横纹上2寸，掌长肌腱与桡侧腕屈肌腱之间。

【刺灸法】取正坐位，以30号1寸毫针，直刺0.5～0.8寸。

【备注】本穴针刺时，以得气为度，不宜大幅度提插捻转。穴位注射时应慎重，如必须应用，宜用细针头和刺激性小的药物，以免损伤神经。

6.外关（手少阳三焦经）

【定位】在前臂背侧，腕背横纹上2寸，尺骨与桡骨之间。

【刺灸法】取正坐位，以28～30号1寸毫针，直刺0.5～1.0寸。

【备注】配太阳、率谷主治头痛、偏头痛。

7.列缺（手太阴肺经）

【定位】在前臂桡侧缘，桡骨茎突上方，腕横纹上1.5寸。肱桡肌腱与拇长展肌腱之间。

【刺灸法】取正坐位，以30号1寸毫针，向肘部斜刺0.3～0.5寸。

【备注】两手虎口自然平直交叉，一手食指按在另一手桡骨茎突上，指尖下凹陷中即是。

8.太渊（手太阴肺经）

【定位】在腕掌侧横纹桡侧，桡动脉搏动处。

【刺灸法】取正坐位，用28～30号1.5～2寸毫针，取准穴位后，在桡动脉寸口部位刺入，缓慢进针，使针接近动脉，以针柄微颤为度。

【备注】此法又称脉刺法，为专用于降压的手法。

9.神门（手少阴心经）

【定位】在腕部，腕掌侧横纹尺侧端，尺侧腕屈肌腱的桡侧凹陷处。

【刺灸法】取正坐位，以30号1寸毫针，直刺0.3～0.5寸。

【备注】本穴针刺时，以得气为度，不宜大幅度提插捻转。本穴桡侧为尺神经，位置较浅，稍向桡侧即可刺中，出现向手尺侧及指端放射触电感，此时，应停止运针并略向外退。

10.合谷（手阳明大肠经）

【定位】在手背，第1、2掌骨间，第2掌骨桡侧的中点处。

【刺灸法】取正坐位，以30号1寸毫针，直刺0.5～0.8寸。

【备注】本穴用于降压，多与太冲相配，组成"四关穴"。本穴区肌肉较娇嫩，若针刺过深，提插捻转幅度过大，电针电流强度过大或穴位注射药物刺激性过大等，均可损伤该穴区肌肉。孕妇慎用针刺，尤其禁用过强刺激。

11.中渚（手少阳三焦经）

【定位】在手背侧，第4掌指关节的近端，第4、5掌骨间凹陷处。

【刺灸法】取正坐位，以30号1寸毫针，直刺0.3～0.5寸。

【备注】此穴位对耳聋、耳鸣、头痛、头晕具有显著疗效。

（五）下肢部

1.环跳（足少阳胆经）

【定位】在股外部，侧卧屈股，下腿伸直，上腿屈曲，在股骨大转子最高点与骶管裂孔连线的外1/3与中1/3交点处。

【刺灸法】取侧卧位，伸下足，屈上足，以28号3寸毫针，直刺2.0～2.5寸；也可用艾条温和灸或雀啄灸。

【备注】本穴降压多用灸法。本穴用于针刺降压时，以局部得气为度，不宜大幅度提插捻转。

2.风市（足少阳胆经）

【定位】在大腿外侧部的中线上，腘横纹上7寸；或直立垂手时，中指指尖处。

【刺灸法】取正坐位或侧卧位，以28～30号1.5寸毫针，直刺1.0～1.2寸；也可用艾条温和灸或雀啄灸。

【备注】本穴降压多用灸法。

3.委中（足太阳膀胱经）

【定位】在腘横纹的中点，股二头肌腱与半腱肌腱的中间。

【刺灸法】取俯卧位，以1寸毫针，直刺0.5～0.8寸，或用三棱针点刺腘静脉出血；也可用艾条温和灸。

【备注】本穴古籍载为禁灸穴，但现代则发现温灸有一定降压作用。本穴刺血降压，一般用于血压突然升高者。注意浅刺出血，不可刺及腘动脉。

4.阳陵泉（足少阳胆经）

【定位】在小腿外侧，腓骨头前下方凹陷处。

【刺灸法】取正坐位或侧卧位，以28～30号1.5寸毫针，直刺1.0～1.2寸；也可用艾条温和灸或雀啄灸。

【备注】阳陵泉穴是足少阳胆经的合穴，八会穴之筋会，可以缓解高血压病引起的头晕目眩、半身不遂、手足麻木。

5.足三里（足阳明胃经）

【定位】在小腿前外侧，外侧膝眼下3寸，距胫骨前缘1横指。

【刺灸法】取正坐位或仰卧位，以28～30号1.5寸毫针，直刺1.0～1.2寸；也可用艾条温和灸或雀啄灸。

【备注】本穴为降压的主要穴位之一，可用针刺法，亦可用艾灸之法。

6.丰隆（足阳明胃经）

【定位】在小腿前外侧，外踝尖上8寸，距胫骨前缘2横指（中指）。

【刺灸法】取正坐位或仰卧位，以28～30号1.5寸毫针，直刺1.0～1.2寸；也可用艾条温和灸或雀啄灸。

【备注】丰隆穴可以缓解头痛、眩晕、痰多咳嗽、呕吐、便秘、水肿、癫狂痛、下肢痿痹等症状。

7.悬钟（足少阳胆经）

【定位】在小腿外侧，外踝尖上3寸，腓骨前缘。

【刺灸法】取正坐位或仰卧位，以28～30号1寸毫针，直刺0.5～0.8寸；也可用艾条温和灸或雀啄灸。

【备注】本穴为治疗高血压病的主穴之一，对早期高血压病患者可单独选用本穴治疗。

8.三阴交（足太阴脾经）

【定位】在小腿内侧，足内踝尖上3寸，胫骨内侧缘后方。

【刺灸法】取正坐位或仰卧位，以28～30号1.5寸毫针，直刺0.8～1.2寸；也可用艾条温和灸或雀啄灸。

【备注】本穴孕妇禁针。

9.申脉（足太阳膀胱经）

【定位】在足外侧部，外踝直下方凹陷中。

【刺灸法】取正坐位或仰卧位，以28～30号1寸毫针，直刺或向上斜刺0.3～0.8寸；也可用艾条温和灸或雀啄灸。

【备注】配合肾俞、肝俞、百会治疗眩晕、头痛。

10.照海（足少阴肾经）

【定位】在足内侧，内踝尖下方凹陷处。

【刺灸法】取正坐位或仰卧位，以28～30号1寸毫针，向下斜刺0.5～0.8寸；也可用艾条温和灸或雀啄灸。

【备注】系八脉交会穴之一。八脉交会穴除能治疗本经病症外，还能治疗与之相通的奇经八脉的病症，临床应用广泛。

11.束骨（足太阳膀胱经）

【定位】在足外侧，足小趾本节（第5跖趾关节）的后方，赤白肉际处。

【刺灸法】取正坐位或仰卧位，以28～30号1寸毫针，直刺或斜刺0.3～0.5寸。

【备注】本穴为治疗高血压病的主要穴位之一，可单独用本穴治疗早期高血压病。

12.太冲（足厥阴肝经）

【定位】在足背侧，第1、2跖骨间，跖骨底结合部前方凹陷处。

【刺灸法】取正坐位或仰卧位，以28～30号1寸毫针，直刺0.5～0.8寸。

【备注】常用于治疗脑血管疾病、高血压病。配合谷称为四关穴，主治头痛、眩晕。

13.涌泉（足少阴肾经）

【定位】在足底部，卷足时足前部凹陷处，约足底第2、3跖趾缝纹头端与足跟连线的前1/3与后2/3交点上。

【刺灸法】取仰卧位，以30号1寸毫针，直刺0.3～0.5寸；也可用艾条温和灸或药物贴敷。

【备注】本穴对血压有良好的调整作用，但本穴针感较为强烈，在用于降压时针刺手法宜轻，或采用太冲穴向本穴透刺等法。另外，多采用灸法或穴位贴敷之法。应当注意，本穴在持续强刺激时，具有一定升高血压的作用。

第二节　常用耳穴

一、耳的解剖名称

（一）耳轮

耳轮：耳廓外侧边缘的卷曲部分。
耳轮结节：耳轮后部的膨大部分。
耳轮脚：耳轮深入耳甲的部分。

（二）对耳轮

对耳轮：与耳轮相对呈"Y"字形的降起部，由对耳轮体、对耳轮上脚和对耳轮下脚三部分组成。
对耳轮体：对耳轮下部呈上下走向的主体部分。
对耳轮上脚：对耳轮向上分支的部分。
对耳轮下脚：对耳轮向前分支的部分。

（三）三角窝与耳舟

三角窝：对耳轮上、下脚与相应耳轮之间的三角形凹窝。
耳舟：耳轮与对耳轮之间的凹沟。

（四）耳屏与对耳屏

耳屏：耳廓前方呈瓣状的隆起。

屏上切迹：耳屏与耳轮之间的凹陷处。

对耳屏：耳垂下方、与耳屏相对的瓣状隆起。

屏间切迹：耳屏和对耳屏之间的凹陷处。

轮屏切迹：对耳轮与对耳屏之间的凹陷处。

（五）耳甲与耳垂

耳甲：部分耳轮和对耳轮、对耳屏、耳屏及外耳门之间的凹窝。

耳甲腔：耳轮脚以下的耳甲部。

耳甲艇：耳轮脚以上的耳甲部。

耳垂：耳廓下部无软骨的部分。

（六）耳背部

耳廓背面诸结构。

二、常用的耳穴

（一）耳轮

耳尖：在耳廓向前对折的上部尖端处。

（二）对耳轮

交感：在对耳轮下脚前端与耳轮内缘相交处。

（三）三角窝

神门：在三角窝后1/3的上部。

（四）耳屏与对耳屏

肾上腺：在耳屏游离缘下部尖端。

额：在对耳屏外侧面的前部。

枕：在对耳屏外侧面的后部。

皮质下：在对耳屏内侧面。

缘中：在对耳屏游离缘上，对耳屏尖与轮屏切迹之中点处。

（五）耳甲

肝：在耳甲艇的后下部。

肺：在心、气管区周围处。

心：在耳甲腔正中凹陷处。

内分泌：在屏间切迹内，耳甲腔的底部。

肾：在对耳轮下脚下方后部。

（六）耳背

耳背沟：在对耳轮沟和对耳轮上、下脚沟处。

三、刺灸要求

（一）刺灸特点

耳穴治疗高血压病主要用以下刺灸法：

1.耳针法

本法用于血压波动、不稳定期。多以30～32号0～5寸一次性无菌毫针，在穴区找到敏感点后刺入，留针20～30分钟，长者可达1小时。

2.耳穴压丸法

又称耳穴贴压，此法最为多用，适用于高血压病稳定期做长期治疗。压物选用王不留行籽或磁珠。以0.6 cm×0.6 cm医用胶布，将压物置于中间，以镊子夹起，贴压于所选区的穴区。每次贴压一侧穴，两耳交替，一般3～7日换贴1次。

3.耳穴刺血法

此法多用于血压突然升高者。先按揉穴区至局部充血，以无菌细三棱针或粗毫针快速点刺，挤出血液数滴。

（二）注意事项

治疗高血压病，临床上一般采取耳针与体针相结合，或体针与耳针同用，或先用体针，待症状平稳后，改用耳针。应用耳针（针刺、刺血）一定要注意穴区应严格消毒（包括针具、穴区皮肤、术者的双手等），以防感染。耳穴压丸要求按压时采用一压一放的方式，不可用搓捻的方法，以免损伤穴区表皮造成感染。

第三节　常用其他穴位

本节所指的其他穴位，是指目前用于治疗高血压病的其他微针系统的穴位，主要有头穴、眼穴和腕踝穴。

一、头穴

用于治疗高血压病的头穴主要是方氏头皮针系统的一些穴位。方氏头皮针，又称陕西头皮针，为陕西省西安市方云鹏主任医师根据颅脑在头皮上的投影定位，结合临床实践所创立。该体系以伏象、伏脏、倒象、倒脏为主，并有颅脑各功能中枢的相应头穴名称。对多种病症，特别是对高血压病有较好的效果。

（一）常用穴位

1.冠矢点

冠矢点亦为一解剖学名称，指冠状缝与矢状缝的交点，位于头顶，经测定，该点约在眉间上13 cm处。

2.伏象头部

冠矢点前，上下长2 cm、左右宽2 cm的区域。

3.书写穴

以冠矢点为顶点，向左、右、后方各画一条线，使分别与矢状缝成45°夹角，此两条线上距冠矢点3 cm处即为本穴。

4.呼循穴

枕骨外粗隆尖下5 cm、旁开4 cm处。

5.思维穴

眉间棘直上3 cm处。

6.听觉穴

耳尖上1.5 cm处。

7.额前区

距前额发际2 cm处，左右大脑外侧裂表面标志（自眼外角向后3.5 cm，再向上1.5 cm处）之间，由左至右共刺5针，各进针0.5～1.0寸。要求5针间距相等，呈扇形排列。本区又称额5针。

8.额3针

第1针：自顶骨结节下缘前方约1 cm处，向后刺3 cm长；第2针：耳尖上1～5 cm处，向后刺3 cm长；第3针：耳尖下2 cm再向后处，向后刺3 cm（以上为林氏头穴）。

（二）针刺方法

1.一般要求

针具选用28～30号0.5～1.5寸毫针，根据穴区和病症的要求选取。体位取坐位或卧位。

2.刺法

治疗高血压病，进针方向以斜刺法为主，可纵向刺（由前向后或由后向前）或横向刺（从左向右或从右向左）。进针速度以飞针法为宜，手指紧夹针体，利用腕部活动似肌肉注射之动作，将针尖疾速刺入穴位。留针时间，可根据症状从20分钟至数小时不等。

二、眼穴

眼穴指眼针疗法应用的穴区，本疗法始于20世纪70年代，为我国辽宁医家彭静山教授所创制，是他根据古代名医华佗关于"看眼察病"的记载，通过学习及对数以万计的患者的深入观察和反复实践总结的结果。本法早期多用于中风和痛症，随着临床积累的增加，发现其对治疗高血压病也有较好的效果。

（一）常用穴区

经区划分：两眼向前平视，经瞳孔中心做一成"十"字形的水平线和垂直线，分别延伸过目内、外眦和上、下眼眶，形成4个象限，再将每个象限等分为2个区，即成8个等腰三角形的经区。另用时针计算，每一经区占的范围为90分钟。除上、中、下焦各占一经区外，其余每一穴区仅占45分钟。左、右两眼穴区对称。

治疗高血压病的常用眼穴如下：

1.肝区

位于4区，与胆区平分一经区，在瞳孔的外方偏上，相当于157.5°～180°眼眶内缘的中点。

2.肾区

位于2区，与膀胱区平分一经区，在瞳孔的上方偏内侧，相当于67.5°～90°眼眶内缘的中点。

3.心区

位于6区，与小肠区平分一经区，在瞳孔的下方偏外侧，相当于247.5°～270°眼眶内缘的中点。

4.上焦区

位于3区，在瞳孔的外上方，相当于112.5°～157.5°眼眶内缘的中点。

具体刺激点定位：均在每穴区之中间，眼眶外距眼球一横指处。其中，眶上刺激点在眉下1/3处，眶下刺激点约离眼眶边缘2分。

（二）针刺方法

1.一般要求

针具选用32～34号0.5寸毫针。用探针在所选穴区的范围内，均衡用力进行按压，凡出现酸、麻、胀、重等感觉即为进针点。

2.刺法

嘱患者闭目，常规消毒后，左手压住眼球使眼眶皮肤绷紧，右手持针轻轻刺入，可直刺或平刺。直刺深0.2～0.3寸，以触及眶骨膜为度；平刺，为沿经区边缘进针，不宜越过经区范围，进针0.2～0.4寸。一般进针至患者有酸、胀、重、麻感或冷热感为得气，不做提插捻转；如无得气，可略提针体，改变方向刺入。留针10～20分钟。起针后，用消毒干棉球按压片刻，查看确无出血后再松开。

三、腕踝穴

腕踝针是在腕部或踝部的相应点用毫针进行皮下针刺，以治疗疾病的一种简易方法。

（一）常用穴点

腕踝针穴共有12个穴点，其中腕部共6个，约在腕横纹上2横指环绕腕部一圈处，从掌间尺侧至桡侧，再从腕背桡侧至尺侧，依次为上1、上2、上3、上4、上5、上6；踝部6个穴点，约在内、外踝最高点上3横指环绕腕部一圈处，从跟腱内侧起向前转到外侧跟腱，依次为下1、下2、下3、下4、下5、下6。治疗高血压病多用腕部穴点，具体为：

其一，上1在小指侧的尺骨缘前方，用拇指端按压觉凹陷处；

其二，上2在腕掌侧面的中央，掌长肌腱与桡侧腕屈肌腱之间，即内关穴；

其三，上3在靠桡动脉外侧，在腕横纹上2横指，桡骨边缘处。

（二）刺法

针具多用30号1.5寸毫针。选定进针点后，皮肤常规消毒，医生左手固定进针点上部（拇指拉紧皮肤），右手拇指在下，示、中指在上夹持针柄，针与皮肤呈30°角，快速进入皮下，针体贴近皮肤表面，针体沿皮下表层进针，以针下有松软感为宜。若病人有酸、麻、胀、沉感，说明针体深入筋膜下层，进针过深，需要调针至皮下浅表层。针刺深度约为1.5寸。针刺方向一般朝上，如病变在四肢末端，则针刺方向朝下。针刺沿皮下浅表层进入，达一定深度后留针20～30分钟，不做提插捻转。

第四节　治疗高血压病的常用针灸治法

一、常用针刺法

（一）体针（之一）

【取穴】

主穴：人迎、曲池、悬钟、束骨、关元。

配穴：头痛眩晕加行间、阳辅，心悸气短加内关、大陵，失眠健忘加涌泉、神门，便秘肢麻加二间、商丘。

【治法】

主穴每次仅取1穴，单用1穴，也可轮用。配穴据症状而加。

人迎：患者平卧，双侧均选。取准穴位，避开动脉，用32号1.5寸不锈钢毫针，刺入1寸左右，针柄动摇如脉搏样，得气后略作小幅度提插捻转1分钟左右，留针。

曲池：取双侧。用28号3寸毫针向小海穴方向直刺。根据患者的胖瘦确定进针深度，一般为2.0～2.5寸，得气后施提插捻转手法，使针感上传至肩，下行至腕，运针1～2分钟。

悬钟：取双侧。针刺前先静卧10分钟。以1.5寸毫针刺入穴内1.2寸左右，得气后用平补平泻手法，留针。

束骨：取双侧。向小趾端斜刺0.5寸，得气后施提插捻转泻法，留针。

关元：针刺前嘱患者排尿，以免刺伤膀胱。取30号1.5寸毫针，根据患者身体的胖瘦确定进针深度，针尖稍向下，垂直刺入1.0～1.5寸，行小幅度反复提插，促使针感传至外生殖器，并继续行针半分钟左右，留针。

配穴可按常规针刺。留针时间30～40分钟，每10分钟行针1次。隔天1次或每周2次。

【疗效判定标准】

显效：舒张压下降10 mmHg并降至正常，或舒张压下降20 mmHg，需具备其中一项。

有效：舒张压下降10 mmHg，并已达到正常范围；舒张压较治疗前下降10～20 mmHg，但未达到正常范围；或收缩压较治疗前下降30 mmHg以上。需具备其中一项。

无效：未达到以上标准者。

（后文中针灸治疗高血压病的疗效判定均参照此标准）

（二）体针（之二）

【取穴】

主穴：分4组。①合谷、太冲；②风池、百会；③足三里、三阴交；④曲池、少海。

配穴：印堂、上星、太阳、头维。

【治法】

主穴的4组穴位可交替取用，也可单用一组，每次主穴均取，酌加1～2个配穴。治疗时，患者最好取仰卧位，枕头略高，使颈部悬空，四肢舒展。

合谷、太冲穴以上、下、左、右顺序进针；风池穴针尖向鼻尖斜刺，深度为0.8～1.0寸；百会穴用3.0寸毫针刺入1.5寸，捻转200次/分钟，持续3分钟后静留；足三里，取正坐位或仰卧位，以28～30号1.5寸毫针，直刺1.0～1.2寸；三阴交，取正坐位或仰卧位，以28～30号1.5寸毫针，直刺0.8～1.2寸；曲池、少海穴的进针方法为：曲池透少海，嘱患者取坐位或仰卧位，屈肘90°，紧靠肘关节骨边缘取穴，常规消毒后，选用2～3寸长的毫针，直刺双侧曲池穴，根据胖瘦向对侧少海穴透针1.5～3.0寸，运针得气后，用提插捻转手法，使针感上传至肩，下行于腕，以出现酸、麻、胀感为度，1分钟后停止运针，每5分钟行此手法1次。

手法上，头部穴位仅施以捻转法，余穴均施以提、插、捻转、泻法，以患者有明显酸胀感但不难受为宜。尽可能激发针感传向近心端放散，每次留针20～30分钟，其间每隔5～10分钟行针1次，持续30分钟，隔日1次或每周2次。

（三）电针

【取穴】

主穴：分2组。①合谷、太冲；②曲池、丰隆。

配穴：肝阳上亢加行间，肝肾阴虚加太溪。

【治法】

主穴每次取1组，2组交替轮用，据症状加配穴，均选双侧。针刺得气后，施手法1分钟。开始治疗施泻法，等到血压降至正常后改用平补平泻手法，然后接通电针仪，选择连续波，频率200次/分钟，刺激量以患者可耐受为度，留针20～30分钟。每日或隔日1次，10次为1个疗程，疗程间隔为3～5天。

（四）磁极针

【取穴】

主穴：曲池、丰隆、太冲。

【治法】

上穴双侧均取，用特制的磁极针，进针得气后，施小幅度提插捻转手法约30秒，留针20分钟左右。留针期间，每隔10分钟行针1次。隔日治疗1次或每周2次，1次为1个疗程，共3个疗程，疗程间休息5日。

【备注】

磁极针是一种集针、磁于一体的新型针刺针具，融传统针灸与磁疗作用于一体，不仅有较高的磁性能，而且机械性能良好，使针刺和磁疗同时作用于人体内经络和腧穴上，以达到治疗疾病的目的。在临床应用中，我们观察到磁极针产生的针感快，针感强烈，产生的疗效比普通毫针针刺显著。

（五）穴位点刺放血

【取穴】

主穴：太阳、头维。

配穴：巅顶疼痛者加百会、四神聪，前额闷胀不适者加攒竹、印堂、上星，颈项强痛者加风池、天柱、大椎，血压较高者加涌泉。

【治法】

主穴每次取2穴，交替应用，配穴据症状而加。常规消毒后，主穴用消毒弹簧刺血针或三棱针点刺，深度为0.2～0.3寸，使每穴出血6～7滴。出血不畅者，可用拇指、示指挤压。每周2次，1次为1个疗程。配穴嘱患者用中指按摩，每次按摩1分钟，每日1次，不计疗程。

（六）穴位挑刺

【取穴】

主穴：夹脊、心俞、肺俞、厥阴俞。

配穴：天宗、肩髃、曲池、足三里、合谷、太冲。

【治法】

先由上而下取主穴（如治疗2个疗程无效，则自上而下取配穴），常规消毒后，左手按压施术部位两侧或提捏起皮肤使皮肤固定，然后右手持针迅速刺入皮下1～2 mm，转而向上沿皮刺入1～5 mm，并使针尖轻轻挑起，挑断皮下部分纤维组织，然后出针，进行常规包扎。每次选穴宜少于10个，穴位交替轮用。隔日1次，每2次为1个疗程，疗程间隔为10～30天，一般治疗3～10个疗程为宜。

（七）火针

【取穴】

主穴：百会、气海。

【治法】

嘱患者取正坐位，定位百会穴，常规消毒后以粗火针点刺百会穴2次，2次间隔约10秒，进针宜速进急出，以深达帽状腱膜为度，无须按压针孔，若有出血，待其自止后擦净；再嘱患者取卧位，定位气海穴，对局部皮肤进行常规消毒，以火针点刺穴位3次，每2次间隔约10秒，深5～7 mm，出针后急按压针孔。治疗前3日每日1次，之后隔日治疗1次。每2周为1个疗程，连续治疗2个疗程，共16次。

（八）皮肤针

【取穴】

主穴：督脉、太阳膀胱经背部经线，脊椎两侧、乳突部、气管两侧的阳性反应区。

配穴：血压较高者，颈部阳性反应区、内关、风池、三阴交；血压维持期者，腰部阳性反应区、足三里。

【治法】

主穴均取，配穴据具体证型而取穴，背部经线可用滚刺筒自上而下缓慢轻浅地反复刺激15分钟左右，直至局部皮肤充血呈红疹样，不宜重而快的压刺。阳性反应指局部出现条索、结节、泡状软性物，并有压痛等机体反应，阳性反应在脊椎两侧、乳突部、气管部位均有发现。脊椎两侧最多，其次在颈、腰椎两侧亦可发现异常阳性反应区或穴位。所用手法，要求用腕力弹刺，采用轻度或中等强度刺激（不适宜使用过重的刺激），每一部位叩刺50～100下，以局部潮红或轻度出血为宜。一般隔日1次，7～10次为1个疗程。

二、常用耳针法

（一）耳穴压丸法

主穴取降压沟、交感、心、神门、肝、肾上腺。配穴取皮质下、心、枕。

主穴每次选取4～5个穴位，配穴可根据症状选取2～3个穴位。患者取坐位，先用75%的酒精棉球消毒一侧耳廓，并反复按揉，再将王不留行籽或磁珠1粒放在医用胶布中央贴于耳穴上，反复按压3～5分钟，直至患者觉耳廓有发热发麻感。另一侧操作同前。患者每日自行按压耳穴3～5次，每次每穴按压1分钟（可数穴同按），双耳交替，10次为1个疗程，每个疗程间隔1周。

根据高血压病的肝阳上亢、肝肾阴虚、阴阳两虚和痰瘀阻络四个证型辨证选穴：

1.肝阳上亢证

主穴：肝、肾、角窝上。

配穴：胰胆、神门、交感、枕、降压沟。

2.肝肾阴虚证

主穴：肾、交感、皮质下，耳背的心、肾、肝。

配穴：神门、交感、枕、降压沟。

3.阴阳两虚证

主穴：心、肾，耳背的心、肝、肾。

配穴：小肠、膀胱、脾、交感、皮质下、降压沟。

4.痰瘀阻络证

主穴：心、三焦、脾。

配穴：心、皮质下、交感、降压沟。

将王不留行籽或磁珠置于0.6 cm×0.6 cm的医用胶布中央并贴于耳穴上进行按压。每穴按压1分钟左右，或按压至耳廓潮红、有痛感。嘱患者每日自行按压，每日按压3次。每周换贴2～3次，10次为1个疗程。

（二）耳穴刺血

主穴取耳尖、降压沟。每次取1穴，可仅单用1穴，也可2穴轮用。

耳尖刺法：先用手指按摩耳廓使其充血，取患者单侧耳轮顶端的耳尖穴，用75%的酒精棉球消毒后，左手固定耳廓，右手持一次性采血针对准施术部位迅速刺入1～2 mm深，随即出针，轻按针孔周围，使其自然出血，然后用消毒干棉球按压针孔。双耳交替放血。临床上刺血治病的出血量，一般根据病情、体质而定。每侧穴位大概放血5～10滴，每滴如黄豆般大小。

降压沟刺法：患者取卧位，对耳后降压沟皮肤常规消毒后，左手固定耳廓，右手持消毒三棱针对准穴区见静脉快速点刺，让血自然流出或用手指挤压以助出血，边挤边用消毒棉球拭之，待血色由暗红变鲜红或挤不出血时方可停止，以干棉球按压针孔。上法均为每次一侧耳穴，双耳交替施治，1周治疗3次，1个月为1个疗程。

（三）耳穴埋针

主穴取肝、肺、肾、神门、内分泌。配穴取心、皮质下、降压点。

一般1期高血压病，使用主穴，如为2期、3期高血压病，则加用配穴。每次取一侧耳穴。先以75%的酒精棉球消毒耳廓，用玻璃棒在所取穴位区域找痛点，以最痛点为佳，然后用一次性无菌揿钉式皮内针刺入，用胶布固定，嘱患者每日用手按压埋针2～3次，每穴按压1分钟左右。每次埋针5日（夏天3日）左右，停治1日，然后在另一侧耳穴行第2次埋针，一般4次为1个疗程。每1个疗程之后，停治1周，再进行第2个疗程，视病情的轻重，决定疗程的长短。

（四）耳穴磁疗针

主穴取降压沟，配穴取神门。

一般首取主穴，疗效不佳时，加用配穴。先用磁疗针的尖部探穴，可分别在耳背"Y"形凹沟部和在三角窝内，对耳轮上、下脚分叉处稍上方探得降压沟的最敏感区域和神门的最敏感点，再以磁疗针的尖部垂直进行按压，每穴按压3～5分钟。每日1次，1次为1个疗程，每2个疗程间隔5日，一般需治3个疗程。

三、常用其他穴位刺激法

（一）头针

1.主穴取冠矢点、呼循、思维、听觉，配穴取伏象头部

治疗时首选主穴，效果不显者加配穴，进针必须深达骨膜，留针30分钟，中间捻针1次，捻转和提插手法结合运用，每日1次，连续治疗5日，停针2日，每5日为1个疗程。

2.主穴取足运感区（双侧）、额前区，配穴取额三针

主穴均取，根据病情添加配穴。以28号1.0～1.5寸毫针平刺，进针后快速捻转3分钟，频率为120～250次/分钟，然后分别接通治疗仪，选连续波，频率为500次/分钟，强度以患者可耐受为度，通电刺激15分钟后再继续留针1分钟，将针取出。每日或隔日1次，3周为1个疗程，每1个疗程结束后，停针10日再开始下个疗程。

（二）眼针

主穴取肝区、肾区，配穴取心区。

以主穴为主，效果不显者加配穴。选定穴位后用32号5寸不锈钢针，以左手指压住眼球，把眼睑紧压在手指下面使眼眶皮肤绷紧，右手持针在该区相对的眼眶边缘外穴区内，拇指、示指持针迅速准确刺入，横刺于皮下，针尖朝眼眶方向缓慢刺入约0.5寸，切莫过深。施针后患者一般都有酸、胀、麻感，若无针感，应稍提起，改变针尖方向，或运针催气，不施手法，留针15分钟后起针，缓缓拔出，用干棉球压迫针孔片刻。隔日1次或每周2次。

（三）腕踝针法

主穴取上1点、上2点。

主穴均取，一般仅选左侧，定好进针点后，用75%的酒精棉球做常规消毒，一手持针，另一手拇指、示指绷紧进针点处的皮肤，使针体与皮肤呈30°角，针尖刺入皮肤后立即使针体与皮肤平行，紧贴真皮层，不能过深，进针要快，推针要慢，要松弛，以不引起酸、麻、胀、痛、出血为宜。上2点进针50 mm，上1点进针25～40 mm，留针60～120分钟。隔日1次，连续治疗5次，停针2日。10次为1个疗程，一般连续治疗3～4个疗程。

腕踝针法的实施手法很重要，一定要严格按操作规程，手法要轻。如果每日只取1～2个固定进针点，久之势必使局部组织纤维化或形成瘢痕，给进针带来困难，降低疗效。长期治疗可沿心包经或心经上下移动取进针点。

（四）穴位激光照射

主穴取人迎，配穴取神门、降压沟。

一般仅取主穴，如效果不显可添加配穴，2穴均取。无论主穴、配穴，每次都取单侧。应用激光仪，穴区如为体穴，距离16 cm，如为耳穴，可远一些但不超过1 m。体穴照射方向略斜（同针刺方向），每穴照射5分钟；耳穴垂直照射，每穴照射2分钟。每日1次，连续治疗10次为1个疗程，每2个疗程间隔5～7天。

第五章

体质与高血压病的防治

《黄帝内经·灵枢·寿夭刚柔篇》云："人之生也，有刚有柔，有弱有强，有短有长，有阴有阳……"中医基于人体自身的完整性及对人与自然、社会环境的统一性的认识提出了"人是一个有机的整体，但是不同的个体在其形态结构、生理机能、心理状态上又存在着各自的特殊性，即为体质"。体质影响着人对自然、社会环境的适应能力和对疾病的抵抗能力，以及对某些致病因素的易感性和疾病发展过程中的倾向性等，其形成原因有先天、年龄、性别、精神、生活条件及饮食、地理环境、疾病、体育锻炼、社会环境等。人类体质间的同一性是相对的，而差异性是绝对的。

原发性高血压病作为中医治疗的优势病种之一，其病因目前尚不明确，临床表现也根据个体的差异有所不同，正如有些患者表现为头晕头痛，有些患者表现为心悸心烦，也有部分患者并未表现出任何不适感。因此，在原发性高血压病的防治中可以充分发挥中医特色，根据不同个体的体质差异和体质特征来辨证论治并有效地指导临床实践以达到未病先防和既病防变的目的，此与"同病异治"有异曲同工之妙。

第一节　高血压病的体质分型

由于原发性高血压病的患病率逐年升高，并且成为危害我国居民健康的一大"杀手"，因此，该疾病的预防与治疗成为医学界备受关注的话题。近年来，人们对于体质学说的关注度越来越高，体质学说发展迅速，许多专家学者根据经典文献以及临床辨证经验总结出了针对不同体质的个性化养生方法。例如，上海中医药大学何裕民教授将体质分为生理性体质与心理性气质两部分。生理性体质又分为正常质、形壮亢奋质、身萎疲乏质、身热虚亢质、形寒迟呆质、形胖湿腻质、痰湿燥红质、晦暗瘀滞质。匡调元教授根据"两纲八要"将体质分为正常质、晦涩质、腻滞质、燥红质、迟冷质、倦晄质6种类型；王琦教授将体质分为平和质、阳虚质、气虚质、痰湿质、湿热质、阴虚质、血瘀质、气郁质、特禀质9种类型；李增簧将体质分为平和质、阳虚质、气虚质、痰湿质、湿热质、阴虚质、血瘀质、气郁质、特禀质、阳盛质10种类型。

现根据高血压病的发病原因、发病规律、发病年龄、发病症状以及临床诊疗经验将原发性高血压病分成7种体质类型，即痰湿体质型高血压病、湿热体质型高血压病、阴虚体质型高血压病、阳虚体质型高血压病、血瘀体质型高血压病、气郁体质型高血压病、阳盛体质型高血压病。

若临证中患者同时出现两种或者多种体质，如气郁型可能会并见血瘀型，痰湿型可能会并见阳虚型、血瘀型等，则可以根据临床表现判断何为主，何为次，分别论治，方可见效。

一、痰湿体质型高血压病

体质特征：痰湿凝聚，形体肥胖，腹部肥满松软，多汗，头晕，易疲乏，少动，胸闷，痰多，喜食肥甘甜腻之品，口黏或甜，舌体胖大、边有齿痕、苔腻，脉滑。

二、湿热体质型高血压病

体质特征：湿热内蕴，形体中等或偏瘦，面垢油光，易生痤疮，口干口苦，身重困倦，大便黏滞不畅，小便黄赤，男性易阴囊潮湿，女性易带下色黄、有异味，舌红、苔黄腻，脉滑数。

三、阴虚体质型高血压病

体质特征：阴液亏少，形体偏瘦，面色潮红，手足心热，口舌干燥，喜冷饮，心烦，夜寐欠佳，舌红、少苔，脉细数。

四、阳虚体质型高血压病

体质特征：阳气不足，形体偏胖，面色淡白无华，平素畏寒肢冷，手足不温，喜热，精神不振，小便清长，大便时稀，舌淡胖嫩，脉沉迟。

五、血瘀体质型高血压病

体质特征：血行不畅，形体胖瘦均见，面色晦暗，色素沉着，容易出现瘀点瘀斑，口唇暗淡，易烦健忘，舌暗有瘀点或瘀斑且舌下脉络紫暗或增粗，脉涩。

六、气郁体质型高血压病

体质特征：气机郁滞，形体偏瘦者居多，精神抑郁，情感脆弱，善太息，易忧虑，女性易表现为月经颜色紫暗、痛经、量少、有血块，容易乳房胀痛，舌淡红、苔薄白，脉弦。

七、阳盛体质型高血压病

体质特征：阳气亢盛，形体壮实，面赤心烦，声高气粗，喜凉恶热，口渴喜冷饮，大便燥结，小便黄赤，舌红、苔黄，脉数。

第二节　高血压病的防治策略

一、痰湿体质型高血压病

研究发现，痰湿体质与高血压病密切相关。朱丹溪提出"百病皆由痰作祟"，痰湿体质的形成与后天生活习惯息息相关，人们或缺乏运动，或多食肥甘厚味、过食生冷、饥饱不调、酒食不节等，或情志抑郁，损伤脾胃，脾失健运，不能运化水谷，水液停聚于中焦，聚湿则生痰。脾为生痰之源，肺为储痰之器，痰饮留于体内不同部位则生诸病，治疗应以健脾化痰、祛湿为主。

（一）生活方式干预

1.痰湿体质型高血压病的防治

痰湿体质的形成与肺、脾、肾三脏密不可分，故其防治也应从此入手，以健脾益气、温阳化饮、燥湿化痰为主，使得脾气渐复，水湿得化。嘱患者清淡饮食，少食油腻滋补之品，戒酒，劳逸有度，加强体育锻炼，避免外受寒湿邪气，保持情绪平和，避免不良情绪。

2.饮食疗法

痰湿体质者大多形体肥胖，喜食肥厚甜腻之品，宜多摄取能够宣肺、健脾、益肾、化湿、通利水道的食物。宜食甘淡温或甘辛之品，如玉米、荞麦、薏苡仁、竹笋、西红柿、枇杷叶、紫菜、海藻、海带、洋葱、冬瓜、白萝卜、蚕豆等；忌生冷、黏滞之物以及辛辣刺激食物，同时宜加入芳香醒脾之物，如葱、蒜、金橘、芥末等。食疗药膳方有莲子薏米芡实粥、红豆薏米粥、山药冬瓜排骨汤、薏苡仁枇杷粥、黄芪山药薏仁粥、赤豆鲤鱼汤等。

3.怡情养性

痰湿素盛之人性格温和，多善于忍耐，容易内生抑郁，加之不喜动，易神疲困倦。气机壅滞，而气能行津，气郁则津液停聚为痰湿，痰湿会阻滞气机，两者互为因果，相互影响，从而加重痰湿体质。故此类患者应多参加社会活动，培养广泛的兴趣爱好，多倾听节奏轻快、曲调高亢且激昂的音乐使气机调达，气能载津，气行则津行。

4.运动锻炼

可以选择慢跑、游泳、八段锦、五禽戏等运动，循序渐进，逐渐增加运动量，通过出汗将湿邪排出体外。

（二）中医适宜技术

1.中药

痰湿体质首先应该调理脾胃。可用陈皮10克、甘草5克，泡水喝。陈皮味辛、苦，性温，归脾、肺经，可以理气化痰、健脾燥湿；甘草味甘、平，归心、脾、肺、胃经，有补脾益气之功，两药配伍坚持数日，疗效显著。

因药食同源，也可在生活中多食用以下食物：

大蒜：味辛，性温，归脾、胃、肺经。有行气消滞、暖胃健脾之功。此外，现代药理研究发现其还有降脂、降压、降糖、促进机体代谢、抑制主动脉平滑肌细胞增殖的作用。

海带：味咸，性寒，归肝、肾经。有利水消肿、行水化湿的奇效。《食疗本草》中提及"下气，久服瘦人"，可降低血中胆固醇的含量，降低血糖，对冠状动脉粥样硬化、高血压病和肥胖都有一定的治疗作用。

山楂：味酸、甘，性微温，归肝、脾、胃经。有健脾行气、化浊降脂的功效。药理研究发现，山楂可以降低总胆固醇、脂蛋白、血压。

2.艾灸

经络主要选取任脉、足太阴脾经、足阳明胃经、足太阳膀胱经、足少阳胆经、足少阴肾经、手少阳三焦经。临床常用的穴位有神阙、关元、水分、阴陵泉、中脘、足三里、丰隆、脾俞、三焦俞等。

患者取仰卧位，以温和灸灸神阙、关元、水分、阴陵泉、中脘、足三里、丰隆，每次20分钟，每日1次，灸10天，休息3天，再开始下一疗程。

丰隆为化痰之要穴，为胃经之络穴，沟通脾经，具有调和胃气、祛湿化痰之功效。足三里穴，为胃之下合穴，具有调理脾胃、补益气血、升发脾阳、消滞助运等功效。关元穴，属于任脉，足三阴、任脉之会，又为小肠的募穴，募穴为脏腑之气汇聚之处。水分，为任脉之穴，顾名思义，以通调水道、分利水湿见长，与足三里、中脘、脾俞配伍，可以健脾和胃、益气行水。阴陵泉，脾经合穴，为祛湿的要穴。

3.中药穴位贴敷

临床选穴位以足三里、丰隆、中脘、脾俞、胃俞、阴陵泉等为主。穴位贴敷是指将中药膏贴于穴位上，通过皮肤对药物的吸收以达健脾益气、化痰祛湿的作用。

二、湿热体质型高血压病

湿热体质的形成责之于肝、胆、脾、胃四个脏腑，或患者先天不足，体质偏颇；或后天情志不舒，肝气郁结，郁久化热，横逆犯胃，脾胃纳运不济，痰湿内生；或酒食不节，嗜食辛辣刺激的食物，久则伤脾胃，脾湿郁久化热；或昼不精、夜不寐等不当的生活习惯都易造成体内湿邪与热邪相互胶着难解，相互致病。平素不耐湿、热邪气，清热利湿、疏肝健脾为其防治的基本原则。

（一）生活方式干预

1.湿热体质型高血压病的防治

湿热体质，顾名思义，是机体内既有湿邪困阻，又有热邪为患，两种邪气的致病特点均存在。因此，根据其病因，防治措施有：保持情绪的畅达，规律作息，避免熬夜，戒甜食及辛辣食物，戒酒，多喝水，避免久居或久处潮湿之地，穿宽松透气、棉麻材质的衣物等。

2.饮食疗法

湿热体质者喜好甜食，饮酒，喜食辛辣，故应清热利湿。宜食甘、寒或凉、甘淡之物，如鸭肉、松花蛋、甲鱼、蟹、鲍鱼、绿豆、蛤蜊肉、章鱼、海蜇、黑鱼、银耳、薏苡仁、莲子、茯苓、蚕豆、绿豆、冬瓜、丝瓜、苦瓜、黄瓜、西瓜、白菜、芹菜、卷心菜、赤小豆、菠菜、荸荠、莲藕、苹果、柚子、芒果、香蕉、甘蔗、紫菜、海藻等。忌油腻厚味、滋腻温热之品。食疗药膳方有薏苡仁车前子粥、马齿苋蒸蛋、红豆绿豆粥、桑叶菊花粥、百合薏苡仁粥等。

3.调摄精神

湿热体质的人性格多外向，容易心烦急躁，产生紧张、压抑、焦虑等不良情绪。因此，在生活中应该静养心神，保证充足的睡眠；可以练习深呼吸，气沉丹田，通过调整呼吸的节奏、频率和深度以及在深呼吸时注意力的集中和全身肌肉的放松来舒缓、调节自己的情绪；也可以听一些舒缓、悠扬的音乐；或是培养画画、瑜伽等一些兴趣爱好。

（二）中医适宜技术

1.中药

清热利湿为首选，在此基础上分辨湿重还是热重，可选用连翘，或决明子、苍术、薏苡仁、蒲公英、茵陈、车前子，泡水喝。连翘，味苦，性微寒，归肺、心、小肠经，可以疏散风热；决明子，味苦、甘、咸，性微寒，归肝、大肠经，可清肝火；苍术，味苦、辛，性温，归脾、胃、肝经，可以健脾燥湿；薏苡仁，味甘、淡，性凉，归脾、胃、肺经，可以健脾利水祛湿；蒲公英，味苦、甘，性寒，归肝、胃经，有清热燥湿的功效；茵陈，味辛、苦，性微寒，归脾、胃、肝、胆经，可以清热利湿、疏肝利胆；车前子，味甘，性寒，归肝、肾、肺、小肠经，有清热利尿、渗湿化痰的功效。上述药物不可久服，以免损伤人体阳气。

2.拔罐

选择膀胱经、胆经、脾经、肝经的穴位为主，常见穴位有肝俞、胃俞、脾俞、阴陵泉、三阴交、阳陵泉、大椎穴等。患者取俯卧位，充分暴露脊背部，医师涂抹少量凡士林，用闪罐法把罐吸附在患者后背上，单手或双手握住罐底，稍微倾斜罐体慢慢前后推移，直至背部出现潮红瘀斑即可。

3.按揉腹部

肝、胆、脾、胃均位于腹部，调节人体气机之升降，使得全身气机左升右降，维持脏腑功能、气血津液的正常运行，同时腹部有诸多穴位，因此，按揉腹部可以起到养生保健、疏通经络、提高人体免疫力的效果。每日先用左手逆时针用力按揉100次，然后再用右手顺时针按揉100次，最后，两手掌重合，用力从心窝处向下推至小腹，推100次。每日2次，效果极佳。

三、阴虚体质型高血压病

朱丹溪提出："夫阳在外，为阴之卫，阴在内，为阳之守……实非有热，当作阴虚治之，而用补养之法可也。"阴虚体质的形成或由于孕育时父母体弱、年长受孕、早产等所致先天禀赋偏阴不足，或由于后天久处气候干燥之地、过食辛辣辛燥之品、嗜酒伤阴、纵欲耗精、积劳阴亏等不良的生活习惯等造成。体内精血津液等阴液亏少，脏腑官窍失于濡养，平素不耐暑、热，燥邪、感邪易从热化，治疗时应以滋阴、养血、生津为基本治疗大法。

（一）生活方式干预

1.阴虚体质型高血压病的防治

阴虚体质型高血压病患者以一派虚热之象为主要临床表现，故其调摄应当顺应自然、重视养神、怡情养性、节制饮食、适当运动，保证充足的睡眠以滋阴潜阳、清热生津，平衡机体阴阳之偏颇。

2.饮食疗法

阴虚者面色潮红，手足心热，口舌干燥，喜冷饮，体内阴津亏虚，故应滋补肾阴、甘凉滋润。宜选用清补类药膳，宜食甘凉、甘平、甘酸之品，如小米、小麦、玉米、紫菜、白木耳、百合、莲子、白鸭肉、鹅肉、鲫鱼、黄花鱼、绿豆、豌豆、海参、甘蔗、冬瓜、白萝卜等；忌食苦寒、辛辣、温燥、刺激之品；滋阴药药性大多滋腻，久服易伤脾胃，引起纳呆、腹胀等，可酌情加入木香、砂仁、陈皮、鸡内金等理气健脾、消食化积之品。食疗药膳方有莲子百合瘦肉煲、沙参玉竹老鸽汤、银耳雪梨瘦肉汤、百合玉竹地黄汤、麦冬沙参粥、女贞枸杞团鱼等。

3.调畅情志

《黄帝内经》云："阴气者，静则神藏，躁则消亡。"阴虚之人性情急躁易怒，若情志过极，或暗耗阴血，或助火生热，故应做到"恬淡虚无，精神内守"，让自己"静"下来。朱丹溪言："气血冲和，万病不生，一有怫郁，诸病生焉。""郁"致百病，而在五脏六腑之中，尤以肝郁为甚。肝郁日久化火，劫伤肝阴，而肝为刚脏，体阴而用阳，故应调节情绪，避免得失心过重，避免参加竞争性活动，正确面对欲望、苦乐、喜忧、顺逆，保持稳定的心态，每日三省吾身，方可静心自愈。在日常生活中可以通过书画来陶冶情操，学会宣泄自己的情绪，表达自己内心的诉求，可以倾听旋律轻柔甜美、委婉抒情、节奏平稳柔慢、速度徐缓、音色柔和的音乐。

4.运动锻炼

阴虚体质者本就体内阴液不足，故不适宜大强度的运动，应从小强度的锻炼开始，每日坚持。"金鸡独立"就是一个简便易行、老少皆宜的动作，需要患者将全身放松，闭眼将任意一条腿抬起，坚持几分钟，如此即可。人的腿上有肝、胆、脾、胃、肾、膀胱六条经络，通过站立可以对这六条经络进行刺激，也可以帮助患者集中注意力。

"甩手"疗法也是一种锻炼的方法，患者全身放松，站立，双脚打开与肩同宽，闭眼，双手抬至脐水平，再用力向后甩出，一抬一甩即是一次，甩手的时候要配合呼吸，抬手时吸气，甩手时呼气。这个动作可以使上逆的气血沿经络顺势而下，达到行气活血的疗效。

（二）中医适宜技术

1.针刺疗法

取足三阴经和冲、任二脉穴位。常用穴位有三阴交、足三里、太溪、合谷、太冲、肾俞等；耳针取穴肝、肾、内分泌、内生殖器、交感等。

患者取仰卧位，常规消毒后，选用合适尺寸的无菌针，刺入得气后，留针30分钟，每日1次。

三阴交穴为足三阴经的交会穴，可调补肝脾肾，常与足三里穴配伍；太冲为肝经的原穴，可疏肝理气，滋阴潜阳，与合谷穴同用为"开四关"，以使气机条达，气血运行；太溪穴为肾经原穴、俞穴，与肾俞配伍可滋阴益肾。

2. 中药足浴

患者取坐位，将下肢放入泡脚桶，里有煎煮好的足浴药，水深度宜没过足踝，浸泡20分钟。

中药足浴集中药熏蒸和经络效应、透皮吸收和足底反射于一体。足为人之根，养足如养人，通过足部腠理对药物的吸收通经贯络，内达脏腑，走窜全身，进而产生治疗作用，即可调节脏腑，调和升降，升清降浊，促进血液循环，加速新陈代谢，降低血压，改善症状。

四、阳虚体质型高血压病

张景岳在《景岳全书》中提到"禀赋素弱，多有阳衰阴盛者，此先天阳气不足"。肾主一身阴阳之根本，阳虚体质的形成或是由于先天禀赋不足、肾阳亏虚，或是由于后天过食生冷、久处寒湿之地、嗜酒、熬夜、房劳过度等。体内阳气不足，温煦鼓舞之力欠佳，平素风、寒、湿邪易入侵肌表，感邪则易从寒化，故应以温阳益气为基本治疗大法。

（一）生活方式干预

1. 阳虚体质型高血压病的防治

阳虚体质型高血压病患者确诊后应当遵照医嘱规律服用降压药物，适当运动，规律作息，饮食有节，房劳有度，起居有常，注意季节变化添衣保暖，这些均有利于阳虚体质之人生发正气、固护阳气、改善体质。

2. 饮食疗法

随着社会的发展，人们的生活水平日益提高，国人的餐饮观念正在逐渐由温饱型向享受型过渡。肆食山珍海味，导致一些所谓的"富贵病"如高血压病、糖尿病、高尿酸血症、高脂血症等，且发病率显著上升，因此，需要通过改变饮食习惯来调节体内阴阳之平衡。

阳虚体质之人畏寒怕冷，喜热饮食，故食性应以甘、辛、温、热为主，缓慢补益，此外，还应配合补气的食物以顾护脾胃，如生姜、栗子、核桃、韭菜、牛肉、羊肉等；忌食生冷、寒凉之品，如梨、西瓜、柚子、沙拉、冷牛奶、冷啤酒、冰激凌、绿茶等；同时，进餐时间不宜过长，以免食物变冷；不宜过食肥甘厚腻，以免损伤脾胃，进而加重阳虚症状。食疗药膳方有当归生姜羊肉汤、杜仲瘦肉汤、黄芪鲜虾汤、韭菜粥等。

（二）中医适宜技术

1. 艾灸

患者取平卧位，以温和灸灸神阙、关元、气海、足三里，每次20分钟，每日1次；患者取俯卧位，充分暴露脊背部，以温和灸灸命门、脾俞、肾俞，每次20分钟，每日1次。灸10天，休息3天，再开始下个疗程。

《扁鹊心书》中提出"真阳元气虚则人病，真阳元气脱则人死。保命之法，灼艾第一，丹药第二，附子第三"，这一说法揭示了艾灸扶阳、助阳、通阳之功用，通过散发温热之力以渗透肌肤、祛风散寒、温经通络、调和气血、补虚培元及防病保健。神阙穴，位于脐中，是"五脏六腑之根，元气归藏之本"。关元穴，属于任脉，足三阴、任脉之会，又为小肠的募穴，募穴为脏腑之气汇聚之处。气海穴，穴居脐下，为先天元气汇聚之处。足三里穴，保健要穴，为足阳明胃经合穴。命门穴，位于两肾俞之间，为元气之根本，生命之门户。艾灸上述穴位能够通调脏腑、固本培元、补虚温阳。脾俞穴为脾之背俞穴，肾俞穴为肾之背俞穴，两穴同用，可以起到补益脾肾、益精填髓之效。

2. 按摩

患者取坐位，按压足三里、涌泉穴，按压数秒后放松，再继续点按，以出现局部麻、胀、酸、痛感为宜。

穴位按摩能够通过刺激人体特定穴位，激发人体的经络之气，以达到舒筋活络、祛邪扶正、调节人体机能、提高人体免疫力的目的。足三里，是足阳明胃经穴位，是养生长寿的要穴，若出现腹胀、便秘、泄泻、胃痛、中寒、腿抽搐、腰背痛、目不明、倦怠乏力、痰饮等症状，皆可在足三里穴上按摩。

足三里取穴法为：以同侧手掌心按在膝盖（髌骨）上，中指按在胫骨上，无名指指尖处即是足三里穴。涌泉穴，是足少阴肾经穴位，也是养生要穴之一。肾为先天之本，犹如树木之根，按揉涌泉穴，既可以补肾强骨，又能清头明目，提高人体免疫机能。

涌泉穴取穴法为：在足底掌前三分之一凹陷处。在此穴按摩时，亦可用圆石块、小瓶作为辅助，以增加压力，提高疗效。

3. 耳穴压豆

临床常用穴位有神门、降压沟、心耳穴、皮质下、高血压病点、交感等，每天用王不留行籽按压这些穴位2~3次，每次5~10分钟，两耳交替进行。

《灵枢》所言："耳者，宗脉之所聚也。"强调了耳与经络联系密切，十二经脉都直接或间接上达于耳，耳是人体脏腑器官的一个全息图。因此，耳穴贴压法可以通过刺激耳穴所对应的脏腑、经络，达到调节阴阳、疏通经络的效果。

4.气功

临床常用的有气功学里的"搅海咽津""一吸便提，气气归脐，一提便咽，水火相见"，这一动作便于患者学习，操作简单易行。即在腹式呼吸的基础上先咽津，如此循环反复这个动作，使得心肺之阳下降与肝肾之阴相互感应交合，阴平阳秘时气机方能升降有序，阴升阳降，则头清目爽、血压平稳。气功以调身、调息、调心为目的，通过和缓的形体活动，调和脏腑，疏通经脉，有助于恢复脏腑、精气、经脉的通畅，促进人体的血液循环和新陈代谢，从而改善阳虚偏颇的体质，达到降压的疗效。

五、血瘀体质型高血压病

气为血之帅，血为气之母，血瘀体质的形成机理无外乎两种：其一是气虚，无力推动血液运行；其二是气滞，气机不利，血液运行不畅，阻塞于脉络之中。究其根本，或父母先天体质遗传，或外伤久疾，或思虑过度，或肝郁气滞，或内伤积损，或五味偏嗜，或寒，或热，或痰，或郁，均可导致体内气血运行不畅或血瘀阻滞。体内有蓄血之人，不耐寒邪，寒主收引、凝滞，寒邪入侵血脉，则会加重血瘀之证候，治疗时应该坚守活血化瘀的治疗法则。

（一）生活方式干预

1.血瘀体质型高血压病的防治

血瘀体质者应顺应四时阴阳之变化，昼精夜寐，适当进食有活血行气功效的食物，增强锻炼，促进血液循环，吐故纳新，改善机体内环境，养心调性，使得气血调和、阴阳平衡。

2.饮食疗法

饮食的偏嗜会引起体质的偏颇，药食同源，血瘀体质者应多食用可以活血化瘀行气的食物，如山楂、香菇、茄子、油菜、胡萝卜、芒果、黄酒、醋、葡萄酒、白酒、黑木耳、西红柿、洋葱等。忌食动物内脏、油炸食物等高油高盐食品。避免过食生冷。女子以肝为先天，多见血瘀体质，平素可用玫瑰花、月季花、菊花等泡水喝，以疏肝祛瘀。食疗药膳方有山楂菊花饮、丹参饮、益母草粥等。

3.运动养生

运动是健康之本，血瘀体质的人存在体内血液不流通的问题，适量的体育锻炼如五禽戏、八段锦、易筋经、太极拳、散步等有助于宣通气血、畅达内外、调养形神。

4.调养情志

养生首要养心，《黄帝内经》云："恬淡虚无，真气从之；精神内守，病安从来。"身心舒畅，脉络通利，气血调和，营养全身，才能达到调整体质偏颇的目的。因此，血瘀体质者应该调整心态，乐观豁达，积极向上。

（二）中医适宜技术

1.针刺

血液的正常运行与心、肝、脾、肾相关，故针刺时常选用手足阳明经、心经、肾经、脾经，常用穴位有内关、膻中、厥阴俞、心俞、尺泽、委中、足三里等。内关穴为心包经之络穴，八脉交会穴之一，可以宽胸理气，配合心俞穴更添其效；膻中为气海，气行则血行，气滞则血瘀；委中，又名血郄，为膀胱经的合穴，是汇聚膀胱经气血而成。

2.中药

宜选用味甘、辛、温，具有活血化瘀、祛瘀生新功效的药物，忌用补涩之品，可以用益母草、白茅根、三七粉、丹参等泡水喝以活血化瘀、引血下行。益母草，味苦、辛，性微寒，归肝、心包、膀胱经，可以活血调经；白茅根，味甘，性寒，归肺、胃、膀胱经，可以清热、凉血止血；三七，味甘，性微苦，归肝、胃经，可以散瘀止血；丹参，味苦，性微寒，归心、肝经，可以活血祛瘀、通经。活血药在运用时可酌情配伍理气药，如陈皮、香附等。

3.中药穴位贴敷

患者取仰卧位，在神阙穴处贴水蛭或三七与酒调和研制而成的药膏以助其活血化瘀，使得祛瘀而不留邪，祛邪而不伤正。神阙穴位于肚脐正中，其皮肤之下有丰富的血脉网，吸收药物速度较快，每日1次。除此之外，也可以将10克吴茱萸粉碎后以醋调和贴敷在涌泉穴上，每晚临睡前使用，每日1次。

4.刺络放血

刺络放血疗法在治疗瘀血方面确有奇效，属于中医外治法的一种。取百会、脑户、双侧血压点（经外奇穴）、大椎等穴位，每天放血1次，连续放血2～3天，放血量依据病情而定，总放血量一般为50～120 ml左右，操作过程要严格消毒。

5.刮痧

刮痧疗法是中医传统疗法之一。患者采取坐位，施术者用水牛角刮痧板蘸植物精油后反复刮动，摩擦患者某处皮肤，通过刺激穴位、皮肤经络，增强局部血流量，从而达到疏通经络、行气活血、调节脏腑功能的作用。

六、气郁体质型高血压病

现代医学模式为生物-心理-社会医学模式，作为医生不仅仅要关注患者的身体健康，而且要关注其心理健康。随着社会的发展，人们的生活、社会压力也随之而来，生活节奏过快、工作竞争激烈、饮食不规律、熬夜等原因导致气机郁滞、烦闷不乐、情绪抑郁。气郁体质者对于精神刺激比较敏感，应以理气解郁为治疗原则。

（一）生活方式干预

1.气郁体质型高血压病的防治

人体之气是人的生命运动的根本和动力。人体的气除与先天禀赋、后天环境以及饮食营养相关以外，与肝、脾、胃、肺的生理功能也密切相关。气郁体质型高血压病的防治应当从肝脏出发，以调畅情志为主；保持室内通风、明亮，避免压抑；多参加集体活动，与人交往、交流，放松心情，适当运动；多进行户外活动，如爬山、打太极拳等；多服用陈皮、佛手、合欢花代茶饮等疏肝解郁的饮食；也可选择足疗、按摩等放松身心。

2.饮食疗法

《黄帝内经》曰："疏其血气，令其条达，而致平和。"治疗宜选用可以疏肝解郁、调畅气机、健脾养心安神的食物，如白萝卜、萝卜叶、牛肉、刀豆、海带、山楂、香蕉、合欢花、核桃肉、大麦、荞麦、高粱、豆豉、柑橘、菊花、玫瑰花、葵花籽等。忌壅气类食物及火锅、浓茶等刺激品，少食肥甘厚味食物。食疗药膳方有合欢花猪肝瘦肉汤、丝瓜蘑菇瘦肉汤、玫瑰香蕉茶、甘麦枣仁粥、沙参佛手粥等。

3. 疏肝解郁

气郁体质的人应当多参加社会活动、文娱活动、户外运动等，多听节奏轻快、流畅、舒缓的音乐，多读积极向上、富有乐趣、展现美好生活的书籍，要学会放松心态，胸襟开阔，不患得患失，知足常乐，以培养开朗豁达的性格。

4. 运动疗法

运动可以疏通经络、调畅气机。因此，气郁体质的人应该增加户外运动，坚持运动量大的运动方式，比如跑步、登山、球类运动、武术、游泳等，足够的运动量能够较好地调畅气血、放松心情、改善睡眠；也可以采取瑜伽、太极拳、太极剑等形神并练、动静结合的锻炼方法，做到调心调气；也可选择练习六字诀中的嘘字功、五禽戏中的熊戏、气功中的强壮功等舒畅肝气。

（二）中医适宜技术

1. 中药

以辛散疏肝理气药为主，可选用陈皮、川楝子、川芎、柴胡等泡水喝，或服用柴胡疏肝散、逍遥散等中成药，并辅以养血柔肝药，如白芍。陈皮，味辛、苦，性温，归脾、肺经，可以理气健脾；川楝子，味苦，性寒，归肝、小肠、膀胱经，可以疏肝、理气、泄热；川芎，味辛，性温，归肝、胆、心包经，可以活血行气，为"血中气药"；柴胡，味辛、苦，性微寒，归肝、胆、肺经，可以疏肝解郁。

2. 药枕

药枕是中医外治疗法之一。将野菊花、灯心草、夏枯草、晚蚕沙各等份做枕芯；决明子、菊花各等份做枕芯；杭菊花、桑叶、野菊花各100克，辛夷、薄荷、红花各30克，冰片20克，粉碎和匀做枕芯。将以上加工后的中药制成枕芯，或将自制型药袋置于普通枕上面，临睡时枕之。

3. 按摩

以足厥阴肝经、足少阳胆经为主，常用穴位有太冲、合谷、期门等，可根据患者的临床表现随症加减。患者取仰卧位，拇指按揉双侧太冲、合谷、期门，每穴按揉2～3分钟，每天操作1～2次。

太冲是肝经原穴，具有疏肝理气、缓解气郁的功效；合谷为大肠经原穴，具有行气通络、镇静止痛的功效，两穴配合，称作四关穴，具有调理全身气机的作用；期门为肝的募穴，具有疏肝理气的作用。

七、阳盛体质型高血压病

《灵枢·通天》中曰："太阳之人，多阳而少阴，必谨调之，无脱其阴，而泻其阳。阳重脱者易狂，阴阳皆脱者，暴死，不知人也。"阳盛体质多见于年轻人，是由于先天禀赋充足，体内阳气偏盛，或嗜食肥甘辛辣之物，或久服辛燥之药，或长期情志郁结，气机不畅，滞而生热，感邪易从阳化热，病性多为实，治疗时应清热泻火。

（一）生活方式干预

1.阳盛体质型高血压病的防治

阳盛体质者在平日要加强意志锻炼，培养良好的性格，用理性克服情感上的冲动，积极参加体育活动，让多余阳气散发出去，顺应四时阴阳，调养生息，静心宁神。

2.饮食疗法

中医理论认为，阳常有余，阴常不足。阳盛体质的人宜食用寒、凉、甘性食物，如黄瓜、冬瓜、西瓜、藕粉、绿豆、绿豆芽、白菜、芹菜、生梨、苹果、荸荠、白木耳、柿子、苦瓜、番茄、莲藕等；忌辛辣燥烈食物，如辣椒、姜、葱等；对于牛肉、狗肉、鸡肉、鹿肉等温阳食物宜少食用；酒味辛性热上行，阳盛之人切忌酗酒。食疗药膳方有百合雪梨汤、白菜干罗汉果猪骨汤、银叶红枣绿豆汤等。

3.精神调摄

阳盛之人易急躁恼怒，故要静心、清心、宁心。起居室宜幽静，避免长期处于嘈杂烦乱的生活环境中。可以做一些幅度较小、动作柔和的运动，如瑜伽、静坐、放松功等，同时配合呼吸吐纳，在强身健体的基础上调整体质偏颇，调养心神。

（二）中医适宜技术

若患者的机体热盛，可用单味中药泡水喝，如生地黄、麦冬、牡丹皮、玉竹、沙参等滋阴清热之品，以免太过苦寒。生地黄味甘，性寒，归心、肝、肾经，可以清热、养阴生津；麦冬，味甘、微苦，性微寒，归胃、肺、心经，具有益胃生津、清心之功；牡丹皮，味苦、辛，性微寒，归心、肝、肾经，具有清热凉血的功效；玉竹，味甘，性微寒，归肺、胃经，具有养阴润燥、生津止渴的功效；沙参，味甘、微苦，性微寒，归肺、胃经，具有养阴清热、益胃生津的功效。

第六章

高血压病的饮食护理

高血压病是一种常见的心血管系统慢性病，在我国已有超过1亿的高血压病患者。大多数患者认为只要规律服用降压药，血压便能得到控制。事实上，合理饮食也是治疗高血压病不可或缺的一部分，孙思邈在《千金要方·食治》中云："不知食宜者，不足以存生也。""低盐低脂饮食"大家都知道，但是很多人依然不清楚哪些食物可以吃，哪些食物不能吃。本章将通过健康宣传，从低脂饮食，清淡膳食，戒烟限酒，增加含钾、镁、钙等食物这四个方面来引导人们意识到科学合理膳食的重要性，从而达到药物治疗联合饮食疗法治疗高血压病的目的。

第一节　低脂饮食

为什么高血压病患者需要控制血脂？根据一项前瞻性研究显示：血压控制良好的患者，低密度脂蛋白胆固醇的升高与心血管疾病呈正相关。在2021年的中国高血压年会上，来自福建医科大学第一附属医院的林金秀教授指出，在治疗高血压病的同时，应干预所有可逆性心血管病危险因素，尤其是血脂异常。低脂饮食是指甘油三酯、胆固醇比例较少的食物。

一、低脂饮食不代表不能吃肉

低脂饮食限制摄入的是肥肉、动物内脏、蟹黄、禽皮、鱼籽等，日常生活中可以选择"白肉"来代替"红肉"。

红肉指的是烹饪之前颜色鲜红的肉，诸如猪肉、羊肉、牛肉等，白肉指的是鱼肉等水产品及鸡、鸭、鹅等家禽肉。

从营养成分来分析，脂肪含量"猪肉>羊肉>牛肉"，并且红肉含有较高的饱和脂肪酸，饱和脂肪酸又会使胆固醇和LDL-C含量升高，并加快动脉硬化，过量摄入红肉可增加男性全因死亡、2型糖尿病、结直肠癌的风险。白肉中禽类蛋白质含量为15%～22%，高于红肉蛋白质含量（13.2%～20%），白肉脂肪含量为1%～14%，低于红肉脂肪含量的15%。比如鱼肉富含不饱和脂肪酸，适量摄入可降低CVD发病风险。红肉富含血红蛋白及维生素B_1，更适合缺铁性贫血及B族维生素缺乏的人群，而白肉更适合CVD患者及血脂异常的人群。

那么，高血压病患者如何正确吃肉？建议每天食用肉类在100～150克，其中红肉不超过50克，可选择鱼肉、鸡肉两种交替食用。所有加工肉类都不应作为日常饮食来长期食用，若饮食以肉类为主，则应搭配蔬菜及全谷物。

二、交替使用动物油与植物油

《黄帝内经·素问》曰："五谷为养，五果为助，五畜为益，五菜为充，气味合而服之，以补精益气。"动物油含有较高水平的饱和脂肪酸，可保障心血管功能正常运行，为心脏搏动提供能量，也具有一定调节体内炎症反应的作用。植物油中不饱和脂肪酸含量较高，适当摄入不饱和脂肪酸可降脂及减轻炎症反应。饱和脂肪酸易令胆固醇沉积在血管内壁，使血管狭窄，从而升高血压，使患CVD等疾病的风险升高。但植物油在储运过程、不同加热方式中易对其酸价和过氧化值产生影响，而过量的过氧化产物对人体有害无益。比如鱼油属于动物油，但含有丰富的不饱和脂肪酸，植物油中的椰子油、棕榈油却含有大量饱和脂肪酸。因此，科学合理选择动物、植物油才是配合药物治疗高血压病的不二之选。

（一）花生油

花生油含80%以上不饱和脂肪酸，易被人体吸收。花生油具有保护血管壁、预防动脉硬化、抗血栓形成等多种作用，日常烹饪过程中适合煎炸、炒菜、炖菜、凉拌等。

（二）玉米油

玉米油同样富含不饱和脂肪酸、维生素E、类黄酮、谷氨酸，具有减轻动脉硬化、延缓衰老、明目健脑的作用。但玉米油不耐高温，更适合快速烹饪而不是煎炸。

（三）大豆油

大豆油不饱和脂肪酸含量接近玉米油，含有较丰富的维生素 D、维生素 E、卵磷脂，具有一定的降低胆固醇、美颜、预防胆结石、消除大脑疲劳的作用。但其亚麻油酸含量较高，易氧化变质，保质期较短。烹饪过程中会产生大量泡沫，与玉米油一样不耐高温，不适合煎炸等高温烹饪方式。

（四）菜籽油

菜籽油芥酸含量较高，不饱和脂肪酸含量一般，具有一定的利胆功效。但芥酸对人体有害，可选择含芥酸较低的菜籽油。

（五）芝麻油

芝麻油营养成分主要包括油酸、亚油酸、花生酸、大量维生素 E，具有一定的抗衰老、促进性腺发育、改善血液循环等作用。芝麻油不适合炒菜及高温煎炸，只适合凉拌、煲汤、调馅。

（六）橄榄油

橄榄油含有 83.5% 的不饱和脂肪酸，亦含有多酚化合物，可能具有减少血小板聚集、扩张血管等能力。橄榄油的营养价值不会因烹饪降低，适用于国内各种烹饪方式，但油温不宜过高，时间不宜过久。

（七）动物油

动物油中稳定值"牛油>猪油>花生油"，适合煎炸食物，高温烹调时产生的反式脂肪酸更少。

综上所述，每日用油不应超过 25 克。煎炸宜选择相对耐高温的动物油或花生油，炒菜宜选择植物油，凉调、煲汤宜选用芝麻油。日常生活中，正常的肉类摄入可满足人体所需饱和脂肪酸，因此，可多选植物油；但素食者则需要补充饱和脂肪酸，可选择动物油。

三、正确食用坚果

坚果富含大量脂肪，以不饱和脂肪酸为主，但含钙量同样较高，在一定程度上可预防心脑血管疾病。每周推荐坚果食用量不超过 50 克，推荐食用的坚果主要包括松子仁、杏仁、核桃仁等。不宜吃盐焗后的坚果，如盐焗腰果、盐焗巴旦木、盐焗花生等，因其盐焗后盐量较高，致使血压升高；虽然炒焦后的坚果更香，但坚果原本含有的营养物质会因高温被破坏，并转化为丙烯酰胺、苯并芘等致癌物质，不宜食用。

四、拒绝"隐形脂肪"

冰激凌、奶油蛋糕、烘焙点心、薯片、禽皮、火锅调味酱、方便面、饼干、荤汤、卤汁、沙拉酱等都含有较高脂肪，可降低血管弹性从而使血压升高。除上述食物之外，素菜也可能存在大量隐形脂肪，如油焖茄子、蒜香四季豆、番茄炒鸡蛋等，平时饮食中应多注意。

第二节　清淡膳食

《素问·生气通天论》曰："阴之所生，本在五味；阴之五宫，伤在五味。"偏嗜酸、甘、苦、辛、咸五味都对身体健康无益，说到诱发高血压病的元凶，大部分人想到的都是盐，盐主要由氯化钠构成，氯化钠进入人体后会被分解成氯离子与钠离子。氯离子可参与合成胃酸，调节人体酸碱平衡；钠离子可维持人体渗透压，保持细胞内外的平衡。那么，日常烹饪中少放盐就能远离高血压病吗？

实际上，高钠膳食才是高血压病重要的发病因素。日常膳食中摄入过多的食盐，进入人体的钠离子也随之增多，一方面，钠离子过多可导致水钠潴留，为了维持渗透压平衡，更多的水分进入血液，导致血容量增多从而使血压升高；另一方面，钠离子增多也会出现细胞内水肿，若血管平滑肌水肿，血管管腔狭窄，外周阻力加大，亦使血压升高。

正常人群每日食盐摄入量最好不超过6克，即不超过约一啤酒瓶盖的量。根据高血压病分级不同，摄入食盐量也应不同：1级高血压病或有高血压病家族史的患者，每日摄入食盐量应为3～5克；2级高血压病患者每日摄入食盐量应为1～2克；而3级高血压病患者应选择无盐饮食，减少钠盐摄入可降低血压，并减少对降压药的依赖性。

减少食盐的摄入并不代表钠的摄入也降低，我国居民日常饮食中食盐提供的钠达75.8%，其次是高盐调味品。除此之外，加工食品也要少吃，比如腌制食品

（腊肉、香肠）、小苏打、罐头、发酵粉。可选酱油代替食盐，1克食盐中钠的含量约等于3毫升酱油提供的钠，可用定量的勺子来代替手撒，避免多放盐。

第三节　戒烟限酒

烟草于明代1575—1620年由南美洲传入我国，始载于《景岳全书·本草正》："性属纯阳，善行善散，惟阴滞者，用之如神。"因烟草味辛性温，张景岳认为烟草具有祛风除湿、开窍醒神、活血消肿、解毒杀虫、行气止痛的功效，这种"醉人却无损"的观点对后世医家产生极大的误导。最早的戒烟意识萌生于公元1688年陈淏子所著《花镜》："烟草久服肺焦……总宜少用。"无独有偶，清代张璐所著《本经逢原》中指出："岂知毒草之气，熏灼脏腑，游行经络，能无壮火散气之虑乎？"

现代医学认为吸烟不仅会引起高血压病患者血管的损害，而且会加剧高血压病情。烟草中含有尼古丁、焦油、一氧化碳、甲醛、氰化物、重金属等有害物质，尼古丁可刺激心脏引起心率增快，加剧血管收缩，从而使血压升高，一支香烟可使收缩压升高10～25 mmHg。长期抽烟会引起小动脉持续性收缩，血管内膜增厚，令小动脉壁平滑肌变性，从而形成小动脉硬化，而动脉硬化与血压升高呈正相关。据世界卫生组织（WHO）统计：于30岁、40岁、50岁、60岁戒烟，分别可延寿10年、9年、6年、3年。

《本草纲目》记载："酒，天之美禄也。面曲之酒，少饮则和血行气，壮神御寒，消愁遣兴；痛饮则伤神耗血，损胃亡精，生痰动火。"而关于高血压病人能不能喝酒的问题，《中国高血压病防治指南（征求意见稿）》（2018年修订版）指出"不饮酒或限制饮酒"；《中国高血压病健康管理规范》（2019）指出"过量饮酒可增加血压升高的风险"；《中国老年高血压病管理指南》（2019）指出"高血压病患者应限酒。老年人应限制酒精摄入。男性每日饮用酒精量应<25 g，女性每日饮用酒精量应<15 g"。限制饮酒与血压下降显著相关，酒精摄入量平均减少67%，收缩压平均下降约3.3 mmHg，舒张压平均下降约2 mmHg。

第四节　增加含钾、镁、钙等食物

钾的主要功能是维持细胞的静息膜电位和细胞内渗透压。钾可以改善内皮功能和增加一氧化氮（NO）释放量，通过降低平滑肌细胞胞浆游离钙、增加钠尿和降低交感神经系统活性来扩张血管，从而引起血压降低。钾多存在于菌菇类、茶类、豆类、海产品、全谷类、水果等食物中，而含钾离子较高的食物有红豆、杏干、蚕豆、扁豆、冬菇、竹笋、紫菜等。适当摄入钾可降低收缩压3.5～9.5 mmHg，降低舒张压2.0～6.4 mmHg。

镁的降压作用被认为与钙通道阻滞、增加一氧化氮和完好的内皮功能有关。在血管平滑肌细胞中，镁通过抑制钙的跨膜转运和钙进入而拮抗钙离子，适当高镁水平会导致细胞内游离钙浓度降低，进而引起血管舒张、血压降低。镁离子主要存在于绿叶菜、紫菜、香蕉、马铃薯、小米、玉米、荞麦、燕麦、豆类、核桃仁、花生、芝麻、海产品等中。日常饮食中，氨基酸、乳糖等成分可促进镁的吸收，难溶性镁盐的溶解度与氨基酸浓度呈正相关，因此，镁的吸收与蛋白质密不可分；过多的磷、草酸、植酸和膳食纤维等成分可抑制镁吸收，因此，此类物质含量较高的食物如菠菜、苋菜等，不宜与镁含量高的食物一起食用。此外，饮水量的高低与镁的吸收呈正相关。适当摄入镁可降低收缩压0.2～18.7 mmHg，降低舒张压0.3～10.9 mmHg。

钙具有促进钠离子排泄、抑制交感神经兴奋的作用，钙摄入不足，易诱发高血压病。每天摄入钙1300毫克比每天摄入钙300毫克者，患高血压病的风险降低12%，这个比率在40岁以下的人群中是24%。钙的主要来源包括奶及奶制品，以及虾皮、紫菜、海带、鱼、芝麻酱、豆类等食物，绿色蔬菜也富含钙，如小白菜、芥菜、小油菜等。增加钙会使收缩压平均降低1.4 mmHg，舒张压平均降低1.0 mmHg。

第五节　四季饮食护理

高血压病发病率常年居高不下，近几年逐渐趋于年轻化，是诱发心脑血管疾病的重要危险因素，可损伤相关器官的结构和功能，最终导致这些器官的功能衰竭，对人们的生命安全形成巨大隐患。高血压病的发病因素除遗传与环境外，不合理饮食也是。

《素问》曰："饮食有节……度百岁乃去。"合理的饮食是保持身强体健的基础，且祖国医学理论体系中有"天人合一"的思想，认为人与自然环境息息相关，其生理活动必然受自然界的影响，只有生命活动顺应自然界的各种变化，才能保持人体的气血正常运行。因此，高血压病患者需要根据春风、夏暑、秋燥、冬寒四季时序的变更，进行不同的饮食调护，从而使气血充足、五脏安康，提高患者的治疗效果以及减少对靶器官的损害，达到未病先防、已病防变的目的。

一、春季

春天是推陈出新、生命萌发、万物复苏的季节。风为春令主气，春季多风病，风为阳邪，易袭阳位，具有升发、向上、向外的特性，多伤人上部；且风为"六淫"之首，多与寒、痰、湿、燥、热等病邪联合使人致病。若高血压病患者饮食起居稍有不慎，不仅容易加重原有疾病，而且易变生他病，影响患者的生命健康。

名医孙思邈根据五行生克规律，认为春日宜"省酸增甘，以养脾气"，即春季应多食甘味，少食酸味。脾主运化、升清，为气血生化之源，春天阳气升发，应顺乎其势，健脾和胃以助运化。春与肝相通应，肝主疏泄，可调畅情志活动及脾胃之气的升降，肝与高血压病的发生密不可分。因此，要保持积极乐观的心态，心情愉快，切勿动怒，宜多食牛乳、山药、木耳、银耳，以利清肝。

春日为养脾清肝的佳季，生冷食物易损伤脾胃，因此，宜少食甚至忌食；春季也是哮喘等慢性疾病好发的季节，过敏体质应忌食发物；春日应多食菠菜、胡萝卜、山药等富含维生素、蛋白质、氨基酸的新鲜蔬菜。春属木，木主升发，此时阳气开始升发，宜食香椿、蒜苗、豆苗、豆芽等升发之品，以助升发阳气。春季可常饮具有健脾养胃、疏肝理气的养生保健粥，如梅花粥、菊花粳米粥等。春季是充养脏腑、增强免疫力的重要季节，通过饮食调护，对高血压病患者的病情具有较好的稳定及缓解作用。

二、夏季

夏季五行属火，是一年里阳气最旺盛的季节，易致暑热病，暑为阳邪，多耗气伤津。饮食应以清淡为主，多食鱼、芹菜、洋葱等食物，以利降脂降压、养心安神；多食用带酸味、苦味的新鲜蔬菜、瓜果以生津养阴，少食辛辣刺激油腻之物。夏季天气炎热，人们多贪食生冷、寒凉之品，易损伤脾胃，且暑热之邪多兼湿，湿易困脾，脾失健运，多食欲不振，可以多食绿豆、莲子、荷叶等解暑且易消化的食材。

老年高血压病患者正气多不足，加之暑邪侵袭，易致腠理开泄、汗孔多开，风邪易乘虚而入、卫表失和、肺失清肃，多会引发风热感冒。在使用辛凉解表药时要把握好剂量，不可发汗太过，以免耗伤津液、加重病情。同时要注意避暑，加强防暑降温措施，避免长时间暴露于温度过高的环境下；适量锻炼，但活动量不宜过大，多饮水，喝绿豆汤，以补充水分、清热解暑。夏季气候炎热，易生内热，人容易烦躁发怒，对于高血压病患者，情绪也是影响疾病的重要因素，因此，要保持心情平和、情绪安定，以保持血压相对稳定。

三、秋季

秋季万物收敛，天气转凉，气温渐低，昼夜温差较大。高血压病患者抵抗力较弱，在气候的影响下，容易诱发咳嗽或痰喘，加之外周血管有一定程度的收缩，从而导致血压有较大的波动。此季宜多食平补之品如萝卜、番茄、香蕉、梨等蔬菜水果，多喝梨子粥、芝麻粥、银耳粥以滋阴润燥、养胃生津。忌食油炸食品、肥肉、咸鱼、芥菜、腌菜和乳酪等高盐、高脂的食物。钠盐控制在每天4克。高血压病患者宜常食南瓜、萝卜，南瓜能提高人体的免疫力，钙、钾等矿物质含量较多，含钠较少，还具有降血糖、血脂的功效。秋天燥邪易伤津液，应保证足量的饮水，避免津液不足，可晨起饮一杯淡盐水，使血液稀释、血黏稠度下降，减少高血压脑病的发生。居住环境湿度要适宜，防止过于干燥，进行适量的运动，积极监测血压。

四、冬季

冬季阳气内伏，阴气盛极，室内外温差大，是一年中最为寒冷的季节。温度越低，血管越容易收缩，外周阻力增大，血压随之升高，心脑血管疾病等并发症的风险加大。因此，高血压病患者应做好保暖措施。在饮食上，应多食热量高、营养丰富的食物，如鸡汤、瘦肉、鲜鱼、蛋类、豆类等，以提高患者的耐寒能力以及免疫力。同时应注意补充维生素以及钙、钾等体内所需矿物质。香蕉、枣、桃、橘子、土豆、竹笋等新鲜蔬菜水果可适量食用，可多食芹菜，芹菜具有降血压和舒张血管的作用，冬天食用能减缓血管压力；要注意钠盐的摄入，每日低于5克为宜；羊肉等大补温燥之品应忌食，并严格控制饮酒。遵从昼短夜长的规律，早睡晚起，顺时养生，顾护阳气，使身体达到阴平阳秘的状态。

饮食不当是导致高血压病发生的一个重要因素。过食肥甘厚味、醇酒美味或饮食不节，均可损伤脾胃，致脾胃失健，痰湿内生，郁久化热，痰热互结，引动肝风，夹痰上扰清窍而出现头晕、头痛等一系列症状。因此，合理并适时饮食对控制血压有相当重要的作用。

第六节　辨证施护

中医治病讲究内外兼护、辨证论治。根据高血压病患者肝阳上亢、痰浊中阻、气血亏虚、肾精不足证型的不同，制定不同的饮食调护，将证型与饮食有机结合，做到真正的因人制宜，使机体达到相对阴阳平和，可延缓疾病的进展，降低并发症的风险。

一、肝阳上亢型

症状： 眩晕耳鸣，头目胀痛，平素多烦躁易怒，每遇烦恼则症状加重，口苦，失眠多梦，舌红、苔黄，脉弦或数。

证候分析： 患者多因情志不畅、房劳过度、年老等影响，损伤肝肾之阴，水不涵木，肝阳偏亢，上扰清窍，则见眩晕、头痛；肝火扰神，则见情绪异常；失眠多梦，口苦，舌红、苔黄，脉弦或数皆为肝阳上亢之征象。

饮食调护： 宜食清淡少油之品，适量进食，忌食辛辣刺激、肥甘厚味之品，戒烟酒，少饮浓茶。可多食海带、绿豆、芹菜、萝卜、梨等偏于寒凉的新鲜蔬菜水果，少食葱、姜、蒜、辣椒、羊肉等辛辣大热之品。春夏宜饮菊花茶，常饮桑叶、莲子心泡水以清火平肝，秋冬宜食鳖甲、元肉、栀子、淮山药等滋补肝肾之物。

二、痰浊中阻型

症状：眩晕、头重昏闷，伴有胸脘痞闷，呕吐痰涎，多寐食少，舌苔白腻，脉濡滑。

证候分析：患者平素肥甘厚味食入过多，损伤脾胃，脾失健运；痰湿内盛，上蒙清窍，故见头晕头重、视物旋转；痰浊阻于中焦，则见胸脘痞闷、呕吐痰涎；舌苔白腻、脉濡滑均为痰浊内盛之征象。

饮食调护：宜食健脾燥湿、和胃化痰之品，少食肥甘滋腻之物。平素可多食白萝卜、荸荠、山楂、紫菜、海带、芹菜、山药、扁豆、薏苡仁、红小豆、蚕豆、包菜等清淡食物。少食肥肉、饴糖、大枣、砂糖等甜、黏、油腻之品及葱、姜、蒜等辛辣刺激的食物，忌酒。

三、气血亏虚型

症状：眩晕，劳累即发，面色苍白，唇甲不华，神疲乏力，倦怠懒言，发色不泽，心悸少寐，纳食减少，舌淡、苔薄白，脉细弱。

证候分析：患者素来体弱，或思虑、饮食不节损伤脾胃，脾失健运，气血化生不足；或久病、慢病耗伤气血，气虚则清阳不升、浊阴不降，血虚则脑窍失养，故见头晕且劳则加重；心之华在面，心血亏虚，则面色苍白、唇甲不华；神失所养，则心悸少寐；气虚则神疲乏力、倦怠懒言，舌淡、脉细弱皆为气血两虚之征象。

饮食调护：宜食温热滋补之品，如猪肝、鱼肉、菠菜、土豆、红枣、桂圆、山药等食物，以益气养血、健脾开胃。少食生冷、肥甘、甜腻之品，以防引起消化不良，加重脾胃虚弱。

四、肾精不足型

症状：眩晕日久不愈，兼见腰膝酸软、失眠健忘、遗精早泄、耳鸣齿松。偏于阴虚者，颧红、咽干、五心烦热、舌红苔少、脉细数；偏于阳虚者，面色㿠白，形寒肢冷，舌淡嫩、苔白，脉沉细无力。

证候分析：患者或因先天禀赋不足，或因年老体弱、房事不节、久病耗损等后天因素所致肾精不足。脑为髓之海，精髓不足，不能上充脑窍，则眩晕。腰为肾之府，肾虚则腰膝酸软，肾气通于耳，肾精虚衰，髓海失养，则耳鸣；肾虚封藏失职，则见遗精早泄。偏于阴虚，虚热内生，热扰心神，则见五心烦热；偏于阳虚，寒自内生，则见形寒肢冷。

饮食调护：多食易消化、营养丰富的软食，适量进食滋补之品，如银耳、桑椹、山药、甲鱼、胡桃、羊肝、猪肾等。阴虚者忌食羊肉、胡椒等大辛大热易致燥热之品，阳虚者忌食藕、梨、西瓜等生冷之品。

辨证施护是根据证型，通过对高血压病患者进行饮食管理来协助药物以控制血压的治疗方式，能有效改善血压水平，提高患者的生活满意度。

第七节　常用药膳

中医自古以来有"药食同源"的说法，认为药物即食物，两者的来源是相同的。很多食物具有药物的功效，可根据其"四性五味"，结合患者的不同体质及病情，选择可以治疗疾病和养生的食物；同时，在中医药基本理论的指导卜，加入功效相似的中草药，通过合理的制作过程，烹制成色香味俱全的美味佳肴，即成药膳。药借食力，食助药威，以防病治病。尤其对于高血压病患者而言，在使用药物的基础上，通过辨证施治，选择适宜的药膳，以促进脏腑的阴阳平衡，协助血压达到正常水平。

临床中，可根据高血压病患者体质属性的不同，将患者分为阴虚质、阳虚质、气血虚质、肝火质等不同类型的体质，选择性地食用以下常用药膳，以协助其控制血压。

一、适用于阴虚质的药膳

（一）鸭肉菊花汤

材料：菊花12克、荷叶1张、鸭肉250克、芹菜200克，白糖适量。

制作过程：将以上食材分别清洗干净，先将芹菜煎汁去渣，再同菊花、鸭肉、荷叶、白糖共炖至熟即可。

功效：滋补肝肾、清肝养阴，适用于肝肾阴虚型高血压病患者。

（二）竹笋银耳枸杞里脊汤

材料：枸杞、猪里脊肉、竹笋、胡萝卜各30克，银耳10克，黄瓜1根，鸡汤、淀粉、料酒、盐、味精各适量。

制作过程：将银耳用温水泡发洗净；猪肉切丝，用淀粉均匀涂抹；胡萝卜、黄瓜和竹笋洗净切丝。锅中放入鸡汤，加入上述材料，旺火烧开后用小火炖，半小时后加入枸杞煮开，用淀粉勾芡即可。

功效：此汤色彩绚丽、鲜香，具有滋补肝肾、调节血糖和血压的作用，适用于高血压病、冠心病、糖尿病等。

（三）虫草枸杞鲍鱼汤

材料：冬虫夏草30克，新鲜鲍鱼（连壳）1只，百合10克，枸杞20克，生姜、盐各适量。

制作过程：将鲍鱼肉、壳分离并分别清洗干净，鲍鱼肉切片。将鲍鱼壳和生姜片放入瓦煲，加适量清水，用武火煲半小时，捞出鲍鱼壳，加入清洗干净的冬虫夏草、鲍鱼肉、枸杞、百合，继续用文火煲3个小时，出锅前加适量盐调味即可。

功效：补血润燥、平肝息风，适用于因肝肾阴虚而导致的高血压病及不寐、暴躁易怒、情绪低落、精神不振等病症。

（四）玉竹鱼头汤

材料：玉竹50克，大鱼头1个（约400克），盐、生姜、绍酒、胡椒粉、味精、食用油各适量。

制作过程：将玉竹洗净用水浸泡一会，过滤掉水后置入炖盅内。将大鱼头去鳃洗净后分成两半，擦干水。锅中放油，油热下大鱼头煎至两面金黄，淋入绍酒，将鱼头移至炖盅里，加适量沸水、盐、味精、姜片，煮半小时后取出，去掉姜片，撒入胡椒粉即成。

功效：滋补肾阴、定眩息风，适用于因阴虚风动所导致的高血压病及眩晕耳鸣、腰膝酸软等病症。

（五）红花枸杞鸡汤

材料：红花6克，童子鸡1只，枸杞15克，盐、生姜、黄酒各适量。

制作过程：将鸡处理干净，红花冲掉灰尘，枸杞洗净。将枸杞、红花放鸡腹内，然后把鸡置入锅内，加入适量盐、姜、黄酒、水，入锅隔水清蒸至鸡肉熟烂即可。

功效：有滋阴补肾、降血脂、营养心肌、改善冠状动脉循环的作用，适用于肝肾阴虚的高血压病患者。

（六）芹笋麦冬汤

材料： 芹菜、竹笋各150克，熟麦冬10克，味精、食用油、盐各适量。

制作过程： 将芹菜洗净切段，竹笋洗净切片。锅中放油，油热后同时放食材翻炒片刻，加水煮开，出锅前用盐、味精调味即成。

功效： 有养阴清热、滋补肝肾、降低血脂和血压的作用，适用于肾阴不足、肝肾阴虚的高血压病患者。

（七）沙参芡实肉片汤

材料： 猪瘦肉150克，沙参20克，芡实25克，豆粉10克，鸡蛋1个，葱花、生姜片、香油、盐、酱油、味精各适量。

制作过程： 将沙参、芡实清洗干净，与生姜片同时放入鲜汤锅中，用武火煮半小时。将洗净的猪瘦肉切薄片放入容器中，加鸡蛋清、水、豆粉、盐、味精、酱油后抓匀腌制，入味后用筷子将肉片放入煮沸的锅中，肉熟即可，出锅前放入葱花、盐、酱油、香油、味精调味即可。

功效： 滋补肾阴、润肺补肝，适用于肝肾阴虚、肺燥干咳的高血压病患者。

（八）杜仲党参田鸡汤

材料： 田鸡1只，党参、熟地黄各10克，杜仲15克，芡实30克，猪瘦肉300克，猪腰1个，盐、味精、酱油、香油各适量。

制作过程： 将田鸡宰杀并清洗干净，猪腰处理并洗净切片，猪瘦肉洗净切薄片。将杜仲、熟地黄、芡实、党参洗净同入砂锅，加适量水煮沸，放入田鸡、猪腰和肉片，用小火煮至肉熟，调味即可出锅。

功效： 田鸡、猪腰质细嫩、味鲜美、营养丰富，有补肝肾的功效，适用于高血压病及腰脊酸痛、神经衰弱等病症。

（九）杜仲鲍鱼水鸭汤

材料： 鲍鱼、水鸭各1只，杜仲、百合、枸杞各20克，陈皮10克，盐少许。

制作过程： 将鲍鱼去壳取肉，去污秽粘连部分，洗净切片；将水鸭宰杀并清洗干净，剁成小块；将枸杞和陈皮洗净。在瓦煲中加入适量清水，煮沸后将鲍鱼肉、水鸭、陈皮、杜仲、百合、枸杞放入瓦煲，调成中火煲至肉熟烂，加入适量盐即可出锅。

功效：健脾开胃、滋阴补肾，适用于肝肾阴虚而导致的高血压病患者。

（十）首乌天麻龟肉汤

材料：乌龟1只，何首乌、枸杞各30克，制天麻15克，生姜4片，盐、味精各少许。

制作过程：乌龟去内脏，清洗干净，剁成小块，用开水焯过；将何首乌、天麻、枸杞、生姜分别清洗干净。将以上处理过的材料同时放入砂锅内，加适量清水，开旺火煮沸后，改小火继续煲2小时，加适量盐、味精调味即可出锅。

功效：滋阴养血、平肝息风、乌发养颜，适用于肝肾阴虚、肝风内动的高血压病患者。

（十一）粉葛洋参汤

材料：西洋参、山萸肉、鸡内金各9克，怀山药45克，粉葛120克，钩藤3条。

制作过程：将粉葛、钩藤洗净切成条状，其余材料分别洗干净，同时放入砂锅，加8碗水煎煮，煮至2碗即可。

功效：滋阴潜阳、补肝降压，适用于气阴两虚而导致的高血压病患者。

（十二）钩藤鱼头豆腐汤

材料：鲩鱼头2个，豆腐200克，钩藤10克，生姜、香油、盐各适量。

制作过程：将鱼头除鳃，切开洗净，豆腐切块，钩藤切段。锅中放油，油热放姜片后再放鱼头爆香，放入豆腐、钩藤，煮1小时左右，起锅前加入适量香油、盐即可。

功效：活血祛风、补脑填髓，适用于高血压病且见头昏、头痛等病症。

（十三）杜仲罗布麻鹌鹑汤

材料：罗布麻10克，鹌鹑1只，枸杞30克，杜仲15克，盐、味精各适量。

制作过程：将鹌鹑宰杀并清洗干净，取肉切块，与杜仲、罗布麻（布包）、枸杞同入锅中，加水炖煮约2小时，调味。弃药包，肉可食，汤可喝，枸杞可嚼食。

功效：滋补肝肾、强腰壮骨、降压明目，适用于肝肾两亏的高血压病患者。

（十四）杜仲夏枯草瘦肉汤

材料： 猪瘦肉250克，杜仲、夏枯草各30克，红枣（去核）4～5个，生姜、盐、鸡精各适量。

制作过程： 将瘦肉洗净切块，杜仲、夏枯草、红枣清洗干净；将以上用料与生姜一同放入砂锅内，加适量水，旺火煮沸后改用小火煲至肉熟，放入盐、鸡精调味即可。

功效： 补肝肾、清肝火，适用于肝肾不足、肝火炽盛而导致的高血压病患者。

（十五）首乌肝片

材料： 鲜猪肝250克，何首乌30克，水发木耳25克，黄酒10毫升，食用油、青菜叶、淀粉、醋、盐、酱油、葱、姜、蒜各适量。

制作过程： 将何首乌洗净入锅，加水适量，熬至汁浓，捞出首乌，留汁备用。将青菜叶洗净，葱、姜、蒜洗净，切碎备用，猪肝洗净并切片置于碗中，加适量首乌汁、盐、淀粉抓匀腌制，另取小碗加适量首乌汁、酱油、黄酒、盐、醋和少许淀粉调芡备用。油入锅烧至八成熟，放入猪肝片用大火快速炒透、盛出，锅内留油，放入蒜、姜末炒香，再将盛出的猪肝、青菜叶放入继续翻炒，炒熟后倒入芡汁搅匀，放葱丝，即可起锅。

功效： 补肝养血、益精明目，适用于肝肾亏虚、精血不足而导致的高血压病患者。

（十六）杜仲炒腰花

材料： 猪腰250克，炙杜仲12克，料酒、葱、味精、盐、酱油、醋、蒜、生姜、白糖、花椒、食用油及豆粉适量。

制作过程： 将炙杜仲洗净入锅，加适量水，熬至汁浓，捞出药材，留汁备用。将葱、姜洗净，姜切成片、葱切成段备用。将猪腰去臊腺和筋膜并清洗干净，切成腰花状，加入适量药汁、料酒、豆粉和盐拌匀，再放入白糖、醋、酱油调味。锅中放油，烧至八成热后下花椒爆香，再放入腰花、葱、姜、蒜翻炒，加味精，炒熟即成。

功效： 补肾精、强筋骨，适用于肾精不足的高血压病患者。

（十七）何首乌粥

材料： 何首乌粉50克、粳米100克，冰糖适量。

制作过程： 将何首乌粉置于碗中，加适量温水调成糊状。将粳米淘洗干净放入砂锅，加适量水，用旺火煮沸后加入何首乌，然后改用小火熬至粥成，加适量冰糖，融化后搅匀，即可出锅。

功效： 滋补肝肾、益精养血、乌发强骨、抗老降脂，适用于因肝肾亏虚而导致的高血压病以及高血脂、神经衰弱、冠心病等病症。

二、适用于阳虚质的药膳

（一）杞菊药龟粥

材料： 枸杞、怀山药各15克，怀菊花、山茱萸、熟地黄、女贞子各10克，乌龟1只，猪脊骨250克，粳米100克，姜丝、香油、盐、味精各适量。

制作过程： 将以上药材清洗干净，一同放入纱布袋中，扎紧袋口备用；将猪脊骨洗净，剁成碎块；将乌龟处理干净，肉切小块；将粳米洗净放入砂锅，加水适量。开火煮沸后加入猪脊骨、龟块及药袋，改用小火熬至粥成，捞出药袋，加盐、味精、香油调味即可。

功效： 滋补肾阴、肾阳，适用于阴阳俱虚所导致的高血压病、眩晕症、精神萎靡、腰膝酸软、五心烦热等病症。

（二）苁蓉首乌粥

材料： 肉苁蓉20克，何首乌10克，羊肉50克，粳米100克，葱段、姜片、盐、香油各适量。

制作过程： 将粳米淘洗干净，羊肉洗净，切成丁；将何首乌、肉苁蓉洗净，一同装入纱布袋中。将药袋入锅，加适量水，开火煎煮半小时，取出药袋，将羊肉、粳米放入药汁中，再加适量清水，用旺火煮沸，改用文火慢熬成粥，加入葱段、姜片、盐、香油即可出锅。

功效： 补阳养阴，适用于高血压病、习惯性便秘等病症。

三、适用于气血虚质的药膳

（一）滋补水鸭

材料：水鸭1只，人参、灵芝、枸杞各10克，红枣（去核）5个，盐适量。

制作过程：将人参等药材清洗干净后放入洗净的水鸭腹内。将水鸭放入砂锅，隔水蒸至鸭肉熟烂，去掉药渣，加适量盐即可。

功效：益气养身、祛病延年，适用于老年高血压病患者，以及病后体虚、神经衰弱、纳食减少等病症。

（二）红枣冬瓜肉丸汤

材料：猪肉250克，鸡蛋1个，米冬瓜500克，豆粉10克，蒜、花椒油、干红枣（去核）、胡椒粉、盐、味精、生姜各适量。

制作过程：将猪肉洗净，剁成肉泥置于碗中，加鸡蛋、豆粉、盐和胡椒粉抓匀腌制；将冬瓜去瓤和籽，削皮洗净切块，放入沸水锅中，加入红枣、生姜和蒜，煮至冬瓜熟软后，将肉泥团成肉丸下锅。肉丸煮熟后，加入味精、花椒油即可出锅。

功效：汤味鲜美、肉丸滑嫩、入口净爽，可健脾开胃、补血、利尿消肿、防癌抗癌，适用于高血压病患者。

（三）八珍莲藕脊骨汤

材料：莲藕400克，猪脊骨600克，当归8克，川芎5克，白术、茯苓、熟地黄、白芍、党参各10克，酱油、香油、味精、盐各适量。

制作过程：将猪脊骨剁成小块并清洗，莲藕去皮清洗并切块，一起放入砂锅，加水后用旺火煮沸。将药材淘洗干净，一起放入药包，然后放入沸水砂锅内煨1小时左右，煨至猪脊骨熟软，加入盐即可。将莲藕、猪脊骨用香油、味精、酱油调食，汤单喝。

功效：具有益气补血、祛病养身、延年益寿的功效，适用于体质虚弱的高血压病患者。

（四）荷叶白果猪肝汤

材料：白果肉80克，猪肝600克，鲜荷叶1张，腐竹100克，薏苡仁25克，红枣50克，陈皮8克，料酒、姜末、盐、香油、酱油、味精各适量。

制作过程：将猪肝洗净置于碗中，加适量盐、料酒、姜末抓匀腌制；将腐竹泡发，洗净切段，与猪肝一起放入锅中，加适量沸水，煮20分钟；然后放入清洗干净的白果肉、红枣、薏苡仁、陈皮，用小火煮至猪肝熟软，再用鲜荷叶覆盖于锅上10分钟左右即可。另取小碗加酱油、味精、香油以蘸食猪肝，汤中加适量盐调味饮用。

功效：营养滋补、安神健身，补五脏、治虚损，适用于高血压病患者。

（五）西瓜人参乌鸡汤

材料：生晒人参30克，乌鸡1只，无籽西瓜1个，生姜、味精、盐、酱油、香油各适量。

制作过程：将乌鸡洗净，鸡脚和颈部置于腹内。将西瓜洗净去蒂，在带蒂的一端挖出瓜肉置于容器中。将人参、生姜洗净后同乌鸡放入西瓜内，加适量清水。锅中加水煮沸，将西瓜切口向上放入锅中隔水煨至鸡肉熟软。食用时将鸡肉切块，用酱油、味精、香油等调料蘸食，鸡汤中加入盐、味精，人参可伴汤喝。

功效：清暑利尿、益气开胃、滋阴养颜、补气养血、健脾助运，适用于气血不足兼暑热证的高血压病患者。

（六）莲子桂圆猪心汤

材料：湘莲子50克，桂圆肉20克，猪心1个，陈皮8克，盐、豆粉、胡椒粉、味精、姜汁、酱油、料酒、香油各适量。

制作过程：将猪心洗净并切片置于碗中，加料酒、酱油、姜汁、豆粉、盐腌制。将桂圆剥壳去核，莲子泡发、洗净取心，与洗净的陈皮一同放入煮沸的鲜汤锅中。用小火煮至莲子熟软，再放入桂圆肉、猪心、胡椒粉继续煲1小时即可，食用前加盐和味精调味。

功效：养心宁神、补血益髓，适用于心血不足、惊悸失眠、神志不安的高血压病患者。

（七）八珍养颜汤

材料：鹌鹑1只（约300克），兔肉500克，莲子20克，党参15克，茯苓12克，当归、白芍、薏苡仁、熟地黄各10克，川芎8克，盐、味精、葱、香油各适量。

制作过程：将鹌鹑、兔肉洗净切块，莲子洗净，各种药材分别洗净后一同放入药包。将上述材料一起放入盛沸水的砂锅内，用文火煨至肉熟软，去掉药包，放入盐、味精、葱、香油调味即可。

功效：养心益智、补气和血、护肤养颜，适用于气血亏虚的高血压病患者。

(八) 鲤鱼山楂鸡蛋汤

材料：山楂片25克，鲤鱼1条，鸡蛋1个，面粉150克，食用油、料酒、味精、葱段、姜片、盐、白糖各适量。

制作过程：将鲤鱼去除内脏、洗净切块置于碗中，加料酒、盐调味15分钟。另取小碗，加适量面粉、清水、白糖、鸡蛋调成糊状，将鱼块裹上面糊，再蘸上面粉，油热下姜片爆香后，放入鱼块炸至两面金黄后捞起。锅中加水，放入洗净的山楂片，加入调料及少量面粉糊，调成芡汁，倒入炸好的鱼块煮15分钟，撒上葱段、味精即成。

功效：健脾开胃、利水消食、降血脂，适用于脾虚水泛并发的高血压病、高脂血症、慢性肾炎、肾病综合征等。

(九) 平菇炒核桃仁

材料：核桃仁15克，平菇250克，葱、生姜、食用油、料酒、淀粉、盐、鸡汤各适量。

制作过程：将平菇洗净撕成小片，核桃仁用温水泡发，去掉外皮。锅中放油，油热下葱、姜爆香，加适量鸡汤煮沸后，放入平菇、核桃仁翻炒一会，加盐、料酒、淀粉勾芡即成。

功效：益肠胃、降血压、补肾固精、健脑益智，且可乌发润肤、延年益寿，用于脾肾两虚所导致的高血压病及食欲不振、头晕乏力、记忆力减退等病症。

(十) 磁石粥

材料：磁石30~60克，粳米100克，姜片、葱丝各少许。

制作过程：将磁石捣碎放入砂锅，加适量水，煎煮1小时，去掉药渣，加入粳米、姜片、葱丝，同煮为粥。

功效：益气养肾、强筋壮骨、重镇安神，适用于肾气不足、神志不安的高血压病患者。

（十一）养心粥

材料： 人参 10 克（或党参 30 克），红枣 10 个，麦冬、茯神各 10 克，糯米 100～150 克，红糖适量。

制作过程： 将人参、麦冬、红枣、茯神洗净后煎煮半小时，去掉药渣，加入洗净的糯米同煮为粥，出锅前加入红糖即可。

功效： 益气、养血、安神，适用于高血压病，症见心悸健忘、失眠多梦、面色不华、舌质淡、脉细或结代者。

（十二）桑椹芝麻粥

材料： 桑椹 60 克、黑芝麻 30 克、大米 100 克，白糖适量。

制作过程： 将食材淘洗干净，一同放入锅中，加适量水，用大火煮沸，再改用小火慢熬成粥，出锅前加入白糖即可。

功效： 健脾和胃、化积消胀、顺气和中、降血压，适用于高血压病患者。

（十三）山楂红薯粥

材料： 山楂、蜂蜜各 30 克，红薯 150 克，大米 100 克。

制作过程： 山楂清洗后去核切片，红薯洗净切块，大米淘洗干净后放入锅内，加水适量。煮至六成熟时，加入山楂片、红薯块；煮至软烂时，加入蜂蜜即可出锅。

功效： 补中益气、生津养血、滋阴润燥、补肾强骨，适用于高血压、便秘、肥胖、黄疸型肝炎以及高脂血症等患者。

（十四）蘑菇红参肉丸汤

材料： 猪肉 250 克，蘑菇 200 克，红参 4 克，鸡蛋 2 个，豆粉 10 克，胡椒粉、盐、味精、酱油、花椒油、蒜、辣椒油各适量。

制作过程： 将蘑菇洗净撕瓣，红参洗净研磨，猪肉洗净剁成肉泥置于碗中，加豆粉、鸡蛋、红参粉、胡椒粉、酱油、盐和适量水调匀。锅中加鲜汤，煮沸后下蘑菇、蒜煮片刻，将肉馅团成肉丸入锅，煮至熟透下味精调味。辣椒油、花椒油、味精等调料可供肉丸蘸食。红参粉也可不加入肉丸，用汤伴食。

功效： 益气生津、强身健体，适用于体质虚弱的高血压病患者。

四、适用于肝火质的药膳

(一) 罗布麻三丝汤

材料: 罗布麻15克,白萝卜200克,绿豆芽150克,粉丝50克,金针菜30克,盐、味精各适量。

制作过程: 罗布麻洗净后加水适量,熬至汁浓,去掉药渣,留汁备用;白萝卜削皮刨成细丝,绿豆芽、粉丝处理干净;金针菜洗净去梗,横切成两段。锅中倒入罗布麻药汁,加适量水,放入白萝卜丝、金针菜、粉丝,用旺火煮沸,再放入豆芽,调味即可。

功效: 清肝泻火、祛痰止咳,适用于肝阳上亢而导致的血压升高、眩晕、老年慢性支气管炎、高脂血症、单纯性肥胖等。

(二) 天麻菊花兔肉汤

材料: 兔肉200克,制天麻15克,菊花30克,生姜、盐、味精各适量。

制作过程: 兔肉洗净切块,放入锅中,用开水煮肉,焯去血水捞出肉备用;制天麻、菊花分别洗净。将以上材料一起放入炖盅内,加适量开水,放入姜片,用小火隔水炖至兔肉熟软,加盐、味精调味即可。

功效: 清肝、息风、止痛,适用于肝阳上亢、肝风内动而致的高血压病。

(三) 芹汁大枣降压汤

材料: 鲜芹菜(带根)1千克、大枣10个、冰糖适量。

制作过程: 大枣洗净去核,鲜芹菜洗净、切碎,用榨汁机取汁入锅,然后加入大枣、冰糖煮至枣熟软即成。

功效: 平肝、清肝、利水降压,适用于高血压病患者。

(四) 芹菜枣仁汤

材料: 鲜芹菜90克,酸枣仁9克。

制作过程: 将芹菜洗净切段,酸枣仁洗净;锅中加适量清水,放入芹菜、酸枣仁共煮为汤。睡前饮服。

功效: 平肝清热、养心安神,宜常服,适用于虚烦不眠、神经衰弱引起的高血压病。

（五）银菊山楂汤

材料： 菊花、金银花各15克，桑叶12克，生甘草10克，生山楂25克。

制作过程： 将以上用料分别清洗干净，一起放入锅内，加适量清水，开火煎煮半小时，待药味浓郁，去掉药渣，喝汤即可。

功效： 清热养肝、润肤美容，适用于高血压病证属肝热瘀阻者。

（六）青葙子鱼片汤

材料： 鱼肉150克，豆腐100克，青葙子12克，海带、蔬菜、盐各适量。

制作过程： 将青葙子洗净，煎煮1.5小时，去掉药渣，留汁备用。将海带、蔬菜洗净切好，鱼肉切片，豆腐切块。将青葙子汁倒入锅中，放入海带，旺火煮沸；向鱼片中加入汤汁拌匀，放入锅中，再下豆腐，煮熟后下蔬菜煮片刻，加盐调味即可。

功效： 养肝明目、清热解毒、祛风润肤，适用于高血压病风热上攻证而导致的视力减退、皮肤瘙痒不润、头晕目眩等病症。

（七）菊花炒芹菜

材料： 鲜菊花100克，芹菜400克，生姜、葱、盐、味精、食用油各适量。

制作过程： 将菊花去蒂，撕成瓣状，洗净，用清水浸泡备用；将芹菜去黄叶、老梗，洗净，切小段，姜切丝、葱切段备用。锅中放油，旺火烧热，下葱段、姜丝爆香，再放入芹菜、菊花翻炒，炒熟后加盐、味精调味即成。

功效： 清热明目、降压美容，适用于高血压病及眩晕、头痛、面红目赤等病症。

（八）天麻蒸鲤鱼

材料： 天麻25克，川芎、茯苓各10克，鲜鲤鱼1条，料酒、盐、味精、白糖、香油、胡椒粉、葱、生姜、淀粉各适量。

制作过程： 将鲤鱼去鳞、鳃、内脏，洗净备用；将川芎、茯苓洗净切厚片，用第二次米泔水浸泡至软；将天麻放入泡过川芎和茯苓的米泔水中浸泡4～6小时，捞出后上锅蒸透，切片，放入鱼头和鱼腹内，再放入葱、姜及适量清水，上笼蒸约30分钟。将鱼蒸好后拣去葱、姜。取锅，加清汤、白糖、盐、味精、料酒、胡椒粉及香油，烧开后加淀粉勾芡，浇在天麻鲤鱼上即成。

功效：平肝息风、定惊止痛、行气活血，适用于高血压病头昏、虚火头痛、眼黑肢麻、神经衰弱等病症。

（九）天麻焖鸡

材料：母鸡1只，天麻15克，葱、生姜、食用油各适量。

制作过程：天麻洗净切薄片，上笼蒸8分钟左右。鸡洗净切块，在锅内下油，煸炒一下，随即加葱、姜适量，煸出香味，加入清汤，小火焖1小时，再加天麻，小火再炖5分钟即可。

功效：平肝补脑、镇静安神，适用于高血压病及神经性头痛、肢体麻木等病症。

（十）九月鸡片

材料：鲜菊花瓣50克，鸡胸脯肉300克，鸡蛋2个，食用油约25毫升，葱、生姜、黄酒、香油、淀粉、盐、白糖、胡椒粉、味精各适量。

制作过程：鸡胸脯肉洗净切片，菊花瓣洗净，葱切段、姜切丝备用。碗中加入蛋清、盐、黄酒、味精、胡椒粉、淀粉，调成糊状，放入鸡片，裹上淀粉糊。另用小碗将盐、白糖、清汤、胡椒粉、味精、淀粉、香油调成芡汁。炒锅放油，烧至五成热时放入鸡片滑散，盛起鸡片，留油50克，再烧至五成热时下葱、姜稍煸，放入鸡片、黄酒，倒入芡汁，翻炒几下，倒入菊花，翻炒均匀即可。

功效：补养五脏、祛风明目，适用于肝火上炎而导致的高血压病、风火目赤、视物昏花、失眠或夜盲症、视网膜炎等。

（十一）菊花肉片

材料：鲜菊花瓣50克，猪瘦肉300克，鸡蛋2个，盐、绍酒、胡椒粉、香油、葱、生姜、淀粉、味精、糖、食用油各适量。

制作过程：猪瘦肉洗净切片，菊花瓣洗净，葱切段、姜切丝备用。碗中放鸡蛋清、盐、绍酒、味精、胡椒粉、淀粉，调成糊状，放入肉片，裹上淀粉糊。另用盐、糖、清汤、胡椒粉、味精、淀粉、香油兑成汁。锅中放油，旺火烧至五成热时下肉片，滑散后捞出；再放入适量油，烧至五成熟时下姜丝、葱段爆香后放入肉片翻炒；先放绍酒炝锅，随后将兑好的汁和菊花放入锅中，翻炒均匀即成。

功效：祛风平肝、清热明目、养血益寿，适用于虚风上作之高血压病。

（十二）天麻钩藤粥

材料： 天麻、钩藤、菊花、杜仲各10克，桑寄生15克，石决明20克，粳米100克，白糖适量。

制作过程： 将石决明敲碎，加适量水，先煎20分钟，再下各药同煎20分钟，去渣、过滤、收取浓汁。将粳米淘洗干净，加适量水，旺火煮沸后改用小火煮至粥成，出锅前下石决明汁和白糖调匀即成。

功效： 滋阴潜阳、平肝息风，适用于肝阳上亢而导致的高血压病、眩晕症、耳鸣、肢麻震颤、口燥咽干、失眠健忘等。

（十三）决明烧茄子

材料： 石决明30克，茄子500克，食用油、蒜、葱、生姜、淀粉、香油、盐各适量。

制作过程： 将石决明捣碎放入锅内，加适量清水，煎煮半小时，去掉药渣，继续熬煮浓缩至2勺，用淀粉调成芡汁即可。将茄子洗净斜切成片，油热下锅翻炒，加葱、姜、蒜、盐调味，然后用石决明汁勾芡，倒入锅中翻炒一会，出锅前加适量香油即可。

功效： 滋补肝阴、平肝降逆，适用于肝阴亏损、肝阳浮越而导致的高血压病。

第七章

运动与高血压病的防治

　　社会快速发展，人们的生活、饮食习惯发生了巨大变化，高蛋白和高脂肪食物的摄入增加、不规律的作息习惯、运动量的急剧减少等均可以导致高血压病的发病率不断上升。因此，对高血压病患者进行生活方式的管理，如医疗营养治疗、膳食指导、体育活动指导等，越来越受到重视。体育活动是高血压病治疗管理的重要组成部分，在原发性高血压病患者的血压管理和高血压病并发症的预防中起着关键的作用。欧洲高血压病学会做出相关建议，原发性高血压病患者应增加体力活动，以增加身体灵活性、肌肉力量，并增强身体平衡性。

第一节　运动的积极意义与运动指导方案

　　运动体现了自由开放的精神，使人们年轻有活力，更亲近自然，丰富了人们的社会交往活动。运动可以培养健康的行为，促进良好的生活习惯，预防疾病。每天应该要有30分钟以上的体育锻炼时间，这样不仅可以改善心脑血管系统和心肺功能，还可以降低内脏脂肪，使肌肉更加紧实，皮肤更加紧致。运动是快节奏生活的心理调节器，通过让身体感到舒适和快乐，可以对调节和消除不良情绪产生良好的效果，可以缓解现代社会的竞争压力。通过运动还可以达到瘦身的目的。

　　运动对人体具有积极意义，对高血压病患者尤其能起到不可替代的作用。对于高血压病患者来说，配合运动指导方案进行科学运动，才能有效控制血压，减轻高血压病对人体带来的不良影响。

一、运动的积极意义

运动可以促进人体的生长发育，提高人体素质，降低患病风险，同时，对人的心理健康和认知能力都有积极的作用。

对于高血压病患者来说，运动能够降低血压，增强降压药物的治疗效果。

（一）运动对人的积极意义

运动可以使人的形体向好。运动锻炼可以促进发育时期孩童的身高增长，使其比同龄人更有身高发展的优势；不同的运动方式可以对人体不同部位的肌肉和脂肪比例进行有针对性的塑造，有利于美化形体。

长时间进行有氧运动，可以改变身体比例。现代人生活方式发生改变，长期面对电脑，脑力活动往往大于体力活动，导致腹型肥胖的人逐渐增多，而体育锻炼可以改变肌肉和脂肪的比例，促进体内的生态平衡，提高人体素质。

运动可以降低患病风险。运动可以增强心脏肌肉收缩能力，改善血液供给，防止血栓形成和心脏病发作；运动可以促进骨骼肌代谢，增强关节活动度；运动可以增强肠道的蠕动能力，促进食物消化吸收，降低胃肠疾病的发生率；运动可以增强呼吸系统的功能，提高肺活量，改善肺功能。运动对全身各器官都有好处，能使人的患病率降低，生活质量得到提高。

运动对人的心理健康有积极的促进作用。运动能够使个体产生积极的自我评价和有效的情感控制能力。通过运动，人们可以释放和缓解压力，从而积极面对生活。

运动对人的认知功能具有改善作用。运动有助于改善睡眠、调节神经发育、改善智力、提高语言能力、降低老年痴呆的风险。

（二）运动对高血压病患者的积极意义

对高血压病患者来说，适量运动，不仅能控制体重，而且使同等负荷下运动中的血压明显下降，血压波动得到缓解，有效降低静息状态下的血压。高血压病患者在运动中血压升高的幅度逐渐接近正常人，最后增加药物降压的疗效。具体作用效果如下：

调节交感神经活动，改善机体主要系统的神经调节功能；

调节血管收缩力，降低毛细血管、微动脉及小动脉的张力，降低血压；

改善胰岛素敏感性，降低血液黏度，降低血压；

发展机体和血液循环的代偿机能，改善和恢复患者一般状况；

减轻应激反应，稳定情绪，抑制身心紧张，消除焦虑状态。

目前，世界高血压病联盟已经将注重和提倡体育锻炼纳入对高血压病患者的处置方案当中，并建议临床医生提倡高血压病患者进行体育锻炼，制定相关运动疗法方案。

二、运动指导方案

制定合理的运动指导方案是保证高血压病患者安全降低血压、适量适度运动的关键。对于初次被诊断为轻、中度高血压病的患者，主要提倡通过改变生活方式，比如运动锻炼和合理膳食将血压控制至正常范围内。对于服用降压药物后，血压低于180/110 mmHg的患者，主张在专业人员指导下参加低、中强度的有氧运动。收缩压≥180 mmHg和（或）舒张压≥110 mmHg的高血压病患者，不建议参加剧烈运动。需要注意的是，患者应在服药后待血压稳定后再实施运动计划。若患者患有心血管疾病，应先进行运动负荷试验，再确定运动方案。注意锻炼要先慢后快，逐渐增量，避免不科学的运动方式。

（一）运动方式的选择

有氧运动是高血压病患者首选的运动方式。这种运动方式对运动场地、器材、时间没有特殊的要求，操作简单，便于上手。有氧运动可通过全身肌肉活动，加快新陈代谢速度，使毛细血管和微血管张力减小，降低血液黏度。有氧运动可调节交感神经，使去甲肾上腺素释放减少，血管舒张。患者可通过长期规范指导下的有氧运动训练使血压水平趋于稳定，生活质量得到改善。

常见的有氧运动方式包括骑自行车、跳舞、跑步、游泳、快步走、太极拳等。如何使患者持续参与一项有氧运动？应该考虑个体差异和环境因素的干预，需要为有运动障碍的患者有针对性地推荐不同的选择，提高患者对运动的兴趣。例如，没有运动习惯和没有运动禁忌的高血压病患者可以优先选择慢跑或慢走；有关节方面问题的患者可推荐水上运动，通过水的浮力减轻对关节的压力。

抗阻运动是一种通过依靠自身力量克服阻力来进行锻炼的运动，可以在进行一段时间有氧运动后进行。阻力一般可来自自身重力或器材、弹力带等辅助工具。通过抗阻运动，可以提高身体肌肉含量，增强肌肉力量，提高机体有氧代谢能力，增强心肺功能。患者在进行一段时间的有氧运动之后，血液循环和心肺功能得到改善，运动耐受能力提升，此时，可以每周增加2～3次抗阻练习。开始时采用低阻力、高重复的抗阻运动，若患者体质比较弱，可以在阻力强度上适量减轻。

对于高血压病患者建议进行一定的柔韧性练习。通过伸展、牵拉等练习能够增大关节的活动范围，使患者关节的灵活性增加，有益于运动锻炼和身体健康。在做柔韧性练习时，每次拉伸或处于轻微不适状态时应保持10～30秒，每一个部位可以拉伸2～4次。

（二）运动强度与运动量

在运动中，收缩压随着运动强度增加而升高，年龄和性别也会影响运动强度对血压的作用。长期高强度的有氧运动不但对降低血压无益，而且会引起运动性高血压病，加重病情，增加心血管负担。因此，高血压病患者进行有氧运动时，应以低强度、短时间运动开始，缓慢、逐渐增加运动强度。对高血压病患者，可通过心肺负荷试验对机体的心肺耐力进行评估后，选择适当的运动量，也可以根据主观疲劳感和最大心率界定和控制运动强度。

1.心肺负荷试验

心肺负荷试验也称心肺功能运动试验，为一种诊察手段，在负荷递增的运动中反映人体的心肺功能指标，经过对受试者在不同负荷下的摄氧量、二氧化碳排出量、心率、血压、心电图等各项参数的综合分析，了解心脏、肺脏和循环系统之间的相互作用与贮备能力。心肺负荷试验适用于高血压病人群进行精准分析高血压病类型（严重的高血压病患者不适用），制定医学级瘦身管理方案。

心肺功能运动试验的主要测试指标有峰值摄氧量、无氧阈（AT）、氧脉搏、呼吸交换率、二氧化碳通气当量斜率、运动震荡通气、运动心率、运动血压、做功效率、呼吸储备、一秒量、潮气末二氧化碳分压。

临床上最常用的制定运动处方的方法为无氧阈值（AT）法，即以AT值下心率或运动强度作为制定运动处方的直接依据。AT值下的运动强度，是中等水平的运动强度，可以持续较长时间。AT和呼气代偿点之间，运动强度较高，通常仍能耐受一段时间，但个体差异较大。呼气代偿点之上，是较为剧烈且难以长时间维持的运动强度，可以是间歇式的。

2.主观疲劳感（RPE）与运动强度的关系

主观疲劳感与运动强度的关系，具体参见表4。

表4　Borg量表

主观疲劳感觉	体力活动强度分级	RPE
毫不费力	低	6～7
非常轻松	低	8～9
很轻松或轻松	较低	10～11
有些吃力	中等	12～13
吃力	较大	14～16
很吃力	大	17～18
非常吃力	次大	19
力竭状态	最大	20

注：Borg量表，从6分到20分。7分表示非常轻松，9分表示比较轻松，11分表示轻松，13分表示稍累，15分表示累，17分表示比较累，19分为非常累，20分为极限。分值越高，表示劳累程度越大。Borg评分在11～13分，所对应的运动强度为40%～55%，也就是中等强度，接近无氧阈。另外，主观劳累程度评分的高低取决于患者的感受，可能会出现患者自我感觉评分偏高或偏低，造成运动量偏大或偏小的情况。一般建议患者在运动时，主观劳累程度维持在"轻松"至"稍累"之间，即评分在11～13分之间。

3.最大心率与运动强度的关系

要想知道最大心率与运动强度之间的关系，必须明确以下几个概念：

静息心率是指正常人在安静状态下每分钟心跳的次数，也叫静止心率（成人的正常心率为60～100次/分钟）；

最大心率是指在最大运动负荷强度时，耗氧量和心率不能继续增加时心率所达到的最高水平（最大心率 = 205.8-0.685×年龄）；

运动心率是指运动过程中的心率；

目标心率是指通过有氧运动提高心血管循环系统的机能时有效而安全的运动心率，目标心率的范围有一个相对复杂的计算公式：〔（最大心率-静止心率）×

60%＋静止心率〕～〔(最大心率-静止心率)×80%＋静止心率〕。

心率和运动强度的关系,具体参见表5。

表5 心率和运动强度的关系

RPE	主观运动感觉	参考心率
6	安静,不费力	静息心率
7	极其轻松	70次/分
8		
9	很轻松	90次/分
10	轻松	
11		110次/分
12	有点吃力	
13		130次/分
14		
15	吃力	150次/分
16		
17	非常吃力	170次/分
18		
19	极其吃力	195次/分
20	精疲力竭	最大心率

注:通常认为,用最大心率的55%或以下的强度跑步比较适合于热身/缓冲运动;用最大心率的55%～65%的强度适合于脂肪燃烧运动,是适合的有氧运动起点;用最大心率的65%～85%的强度是典型的有氧运动,比较适合锻炼一个人的心肺功能;而最大心率的85%以上的强度则用来发展以无氧运动为主的跑步变速和冲刺能力。(引自Gunnar Borg, 1998)

(三) 运动时间

一般建议高血压病患者在自己的能力范围内每次的运动时间可以达到40分钟,每天的运动时间应达到30～60分钟,每周的运动频率应达到5～7次,且不运动的时间间隔尽量避免连续2天或2天以上。建议高血压病患者最好每天或尽量每天都进行健身锻炼。

（四）不同年龄人群的运动指导方案

青年高血压病患者：建议选择全身大肌群参与的有氧运动方式，如快步走、慢跑、骑车等，运动时间一般建议每天30～60分钟，具体的目标频率应该是每周3～7次，中强度为宜，可以起到有效的降压作用。

中年高血压病患者：可以选择散步、打太极拳、跳广场舞、做瑜伽等运动方式，步行运动时每分钟步行数少于120步，可以持续运动10～30分钟以上。运动时心跳比安静时心跳每分钟增加30次左右，以感觉比较轻松、低强度起始为宜。

老年高血压病患者：若血压未能很好控制或血压始终>180/110 mmHg、合并不稳定心肌缺血者，应该首先以药物控制血压使心血管状态稳定以后，再评估该进行哪种强度的运动。可以选择慢跑、健步走、瑜伽、太极拳等运动项目，但必须考虑其运动强度，一般不建议采取中高强度的运动，而应该采用低强度的运动，频率以每周3～5次为宜。

（五）注意事项

常规测量血压是高血压病患者在运动前应首先记住的。在开始参加运动的1～2周，每次运动结束时应立即测量血压，反映运动中血压的变化以便于调整运动处方。如果收缩压为200 mmHg，应降低运动强度，缩短运动时间，避免因运动中血压过高引起身体的不适和危险。

在每次运动开始之前，需要进行准备活动，运动强度可以逐渐升级，缓慢达到预定的目标。运动结束前要做整理活动，以防结束运动使血压波动幅度过大而引起身体不适。

在抗阻训练中用力时，应该保持呼气状态，不要憋气。运动中憋气可能会引起血压波动，从而增大心律失常的可能性。不要做过度弯腰的动作，不要长时间使头低于心脏的位置，也不要做长时间上肢举过头部的动作，如立位体前屈、仰卧起坐等。

运动并不能替代药物治疗，仍需要与药物相配合。除了适当运动，还需改变不良的饮食习惯，如高盐、高脂、高糖饮食等。运动时间应避免清晨和晚间，生活作息应规律。条件允许的情况下，运动可在专业人员指导下进行，方便调整运动方案，并提示注意运动安全。

第二节　传统中医运动对高血压病的防治作用

传统运动疗法可通过调畅气机、调控神志对高血压病起到治疗作用。太极拳、五禽戏、八段锦、六字诀、易筋经等传统运动疗法可通过调动机体自身潜能起到驱病强身、防治疾病的作用，是高血压病非药物治疗的重要手段。高血压病患者可根据自身情况，选取合适的传统运动疗法，坚持锻炼，增强自身体质。

一、太极拳

太极拳动作简单，节奏缓慢，易于学习，是一种适合中老年人进行练习的低强度运动，在防治各类慢性疾病过程中，对高血压病患者的降压效果最为明显。高血压病患者的发病原因多来自不良的生活方式，如熬夜、饮食不节、环境污染等，需要药物配合锻炼进行治疗。太极拳以中医基础理论为指导，通过运动以求达到机体的阴阳平衡，既能使高血压病患者达到降血压的目的，又能促进其身心健康发展，从而提高生活质量。

太极拳根据人体气血运行的规律，主张意识、形体、呼吸为一体，动作行云流水，快慢与刚柔结合，使肌肉收缩舒张，协调用力，能有效提升心肺功能，加强心主血脉的作用。太极拳动作舒缓，使人能够放松肌肉，安神定志，可有效降低血压，对于高血压病的治疗和预防有很大的帮助。研究表明，太极拳不仅能降低患者的血压，而且能够改善患者的生理生化各项指标的水平，改善患者的身体形态和素质，减轻患者的焦虑抑郁情绪。

（一）练习太极拳对机体的作用

练习太极拳需要身心完全放松，心静意专，有助于消除高血压病患者紧张、激动的心理及神经敏感等，还能够调节和改善大脑功能，使大脑皮层的兴奋与抑制趋于平衡，从而对皮层下血管中枢神经进行正常调节。太极拳以腰为主宰、腰带四肢百骸、气沉丹田、气贴脊背等运动方式，可以促使心脏搏动徐缓有力，起到规律性的内脏按摩作用，同时可以改善肠胃蠕动、消化和吸收功能，提高心血管系统的工作力，加速血液循环，排出血管内坏死细胞和其他物质。太极拳的调息法，具体表现为自然而然的腹式呼吸法，其细、缓、匀、长、深的循环运行可以调节植物神经，使副交感神经兴奋增强，极大地改善肾缺血状态。太极拳身肢放长、一动无有不动、螺旋（缠绕）运动的整体协动方式，使肌肉富有弹性，毛细血管扩张，如蓬松之土，可以提高血液循环速度，使入球动脉供血充盈，肾素分泌恢复正常。

（二）高血压病患者练习太极拳时的注意事项

1. 运动强度要适宜

高血压病患者以中、低强度的有氧练习为宜，因此，在站桩或练习拳架时应先练习高架，等到身体可以承受更大强度的运动时，再进入中架练习。高血压病患者在练习时要结合自身特点，如若感觉疲乏或有任何不适就暂停练习。

2. 运动时间与次数

每日进行中等强度耐力运动（中、低强度运动的太极拳），在保证不过度运动的情况下，运动时长应不少于30分钟，每周至少4～5次。高血压病患者可以参考以上建议，结合自身的特点进行练习。

3. 循序渐进规律练习

练习太极拳时要注意循序渐进，强调的是长期坚持。建议先多站桩，练拳时有意识放慢，拳架先高后低。练习时间由短到长，开始每天坚持5～10分钟。坚持规律练习，注意练习频率，最好能够每天都练习，若不能坚持每天练习，建议每周练习3～4次，养成良好习惯，防止血压反弹。

二、五禽戏

五禽戏是东汉医学家华佗通过模仿虎、鹿、猿、熊、鹤五种动物的形态和动作创编的一套养生功法，通过拉筋通经，可以调理五脏，舒筋通络，安神定志。五禽戏中的鹤、鹿、虎、猿、熊五种动物的动作分别代表着"金、木、水、火、土"的五行合一，通过持续练习，可调节脏腑阴阳平衡，运行经络血脉之气血，达到医疗保健的作用。

五禽戏功法要求动作、呼吸与意念三者结合，既能提高机体抗病能力，又可控制疾病的发展，同时还是防止疾病复发的主要手段。长期坚持有规律的五禽戏运动可达到降压的良好效果，使人体的骨骼关节得以拉伸舒展，而且有益于提高肺与心脏的功能，促进机体功能的恢复。

（一）五禽戏干预高血压病的机理

五禽戏动作柔和缓慢、松紧交替，属于中低强度的有氧运动。中医认为高血压病的发病是因为五志过极，脏腑阴阳失调。五禽戏能够调理五脏，使机体阴阳和合，即中医所说的"阴平阳秘"的状态，从而达到降低高血压病发病概率的目的。临床上，五禽戏能够调节神经中枢，使交感神经张力下降，增强副交感神经兴奋性，从而降低血压，对舒张压影响最为显著。事实上，五禽戏不仅能够降低血压，而且能够调节情绪，调节全身各系统的功能，达到预防保健的作用。

（二）五禽戏对人体的作用

五禽戏对人体的呼吸系统、血液循环系统、肌肉骨骼系统、免疫系统、心理健康、机体代谢等具有不同的影响。五禽戏可以改善慢阻肺患者的临床症状，减轻患者的痛苦，改善患者的肺功能和运动耐受能力，提高生活质量。练习五禽戏能够降低肥胖病人的血脂，有效预防高血压病、心脏病和动脉硬化；可以降低骨代谢速度，促进骨质形成，抑制骨吸收，增加患者骨密度，改善中老年患者的关节屈伸能力，增加关节周围肌肉张力。对于老年人来说，练习五禽戏可以增强免疫力，增强机体抵御疾病的能力，增强身体素质；能缓解焦虑情绪，调节睡眠，降低心理压力，增强其对生活的信心，有利于改善人际交往，增强获得感、幸福感；还有利于提高机体代谢能力，有利于控制血糖、血脂水平，降低代谢综合征发生的风险。

（三）五禽戏对人体的治疗作用

五禽戏中蕴含着中医阴阳五行、脏腑经脉等学说的理论，将五脏与五禽相对应，通过调理五脏，疏通全身气血，调理阴阳，防治疾病。

五禽戏中虎戏主肝，肝胆经循行于身体两侧，肝开窍于目，在体合筋，其华在爪。练习虎戏时要求模仿虎的神态，做到虎视眈眈、虎爪有力，通过"虎举"与"虎扑"的动作使两臂向上伸展，身体得到舒展，身体两侧肝经得到锻炼，气血通畅，起到疏肝气、活筋络、养肝明目的作用，使血压正常。练习虎戏时要求配以"嗨"音，能使肺气开宣。长期练习虎戏的动作，可增强关节的灵活性，并能使周身肌肉、筋腱、骨骼强壮，可以有效预防老年性慢性支气管肺炎、骨关节疾病。

五禽戏中鹿戏主肾，肾主水，主纳气，主骨生髓。腰为肾之府，练习鹿戏，可以补益肾气、强壮腰膝。练习鹿戏时，模仿鹿的动作，"鹿抵"需要腰部左右缓慢旋转，"鹿奔"要凸脊含胸，使整个身体形成弓形，双臂向前伸展，双手侧翻形成横弓，通过脊柱的运动刺激尾闾穴，使任、督二脉的经气得以疏通，命门开合有力，督脉强壮，起到强筋骨、固腰肾的作用。练习时需要配合呼吸，一吸一呼之间，增加呼吸深度，加强肾主纳气的功能。通过练习鹿戏，使腰部力量强壮，全身肌肉力量增强，对腰背痛、腰肌劳损等具有很好的疗效。

五禽戏中熊戏主脾，脾主运化，为后天之本，气血生化之源，肌肉健壮需要脾的运化功能支撑，通过调理脾胃，可以充实四肢肌肉。熊戏中"熊运"时，以腰为轴心，用腰带动身体的晃动，运动全身，促进血液循环，使得中焦气血通畅；"熊晃"时，身体左右晃动，疏肝理气，一定程度上，有利于脊柱的运动，亦有健脾和胃之功。熊戏通过步法变换，对髋、膝、踝三关节起到活利的作用，有利于滑利腿部关节、强壮筋骨。总的来说，熊戏能改善脊柱和髋关节，增强腰腹肌肉力量，调理脾胃。

五禽戏中猿戏主心，心为五脏六腑之大主，心主血脉，心主神明。练习猿戏能养心补脑、开窍益智。"猿提"时收腋，手臂夹于胸前，可以通畅心经血脉；"猿摘"时挤压胸廓，可以缓解心悸、心慌、失眠多梦等症状；猿戏中的平衡动作能增强人的平衡能力。久练猿戏可以增强肢体的灵活性，醒脑提神。

五禽戏中鹤戏主肺，肺主气，朝百脉，主治节。练习鹤戏能补肺气、调畅气机。鹤戏中上肢的升降开合运动可以牵拉肺经，使肺脏开合有力，促进肺吐故纳新，增强肺功能；鹤戏中的步法变换较多，能起到活利关节、增强肌力的作用。练习时要求伸展运动可以配合加强呼吸深度，充分发挥肺的功能，同时也可调理胃肠、心脏等器官的功能，从而改善人体全身的生理机能。

三、八段锦

八段锦吸收中国传统哲学、阴阳五行学说、气血经络学说等中国传统理论，一直以来被广泛使用。八段锦是低强度的有氧运动，运动时上下肢动静相宜，动作上屈、伸、俯、仰相配合，在调节机体协调能力和调理阴阳、气血、五脏功能等方面具有显著效果。八段锦整套功法强调用意识引导动作，有利于注意力的集中，进而改善认知功能。八段锦动作柔和，缓慢有度，动静结合，可产生明显的降血压效果。

（一）八段锦防治高血压病

八段锦具有调节心、气、身的协调作用，第三式"调理脾胃须单举"，通过上下肢的相对抻拉，健运脾气，增强脾主升清、胃主降浊的功能，使清窍得养，痰浊下降，可缓解头晕头胀的症状。研究表明，八段锦运动，可以调节主动脉弓和颈动脉窦中的压力受体，并起到降血压和扩张冠状动脉的作用；可纠正神经系统的失调，降低交感神经系统的兴奋性，使去甲肾上腺素和肾上腺素释放减少，进而降低血管紧张素转换酶活性，使血压降低。练习八段锦可以增加呼吸中枢兴奋性，增加副交感神经兴奋性，使外周血管舒张，解除痉挛，使血管放松，从而降低血压。练习八段锦可以降低血糖、血脂，且可调节血管内皮构造及功能，进而达到降血压的效果。

（二）高血压病患者的练习方案

高血压病患者可以选择每天清晨在家中或集中练习场地进行练习，建议每天练习1~2次，每次10~20分钟，两次练习之间可以休息5分钟，每周连续练习5天左右。练习时衣着宜宽松舒适，穿运动鞋。患者练习时要根据自身情况量力而行，循序渐进，避免过度运动。每次练习前后需要调整好呼吸，如果出现头晕，应立即停止练习，就地休息，饮少量温开水并监测血压变化情况；如果发生关节扭伤，需将扭伤关节适当抬高，以利于减轻关节肿胀，并用冰块对扭伤处进行冰敷。

四、六字诀

六字诀功法是以特定的发音，配合对应的呼吸吐纳方式、导引动作锻炼身体，调控气机升降出入，使脏腑经络气血平衡、协调阴阳，起到健康养生功效的一套特殊功法。六字诀六种发音对应联系相关脏腑，即"呼"对应脾、胃，"嘘"对应肝、胆，"嘻"对应三焦，"呵"对应心、小肠，"呬"对应肺、大肠，"吹"对应肾、膀胱，治疗相应脏腑疾病。《道德经》中写道："故物或行或随，或歔、或吹。"这句话指出六字诀的核心是"存其性""养其形"，是通过对心理的调节来调养身体。

（一）六字诀的特点

六字诀可以通过发音的方式来调动人体气机变化。六字诀发音以吐气为主，通过吐气时口型的变化，唇、齿、舌或喉部形状和位置发生变化，可对人体胸腔、腹腔产生不同的内在压力，从而影响脏腑的气血运行，调整脏腑气血平衡，达到强身健体的作用。具体内容参见表6。

表6　六字发音与脏腑、五行的关系

六字	嘘	呵	呼	呬	吹	嘻
发音	xu	he	hu	xi	chui	xi
脏腑	肝、胆	心、小肠	脾、胃	肺、大肠	肾、膀胱	三焦
五行	木	火	土	金	水	木

人体的气机随着六字发音与动作的变化而发生变化。六字诀功法不仅注重发音，而且注意动作导引，其动作和缓自然，与呼吸节奏相配合，能够疏通经络、协调脏腑、和畅经脉，起到一定防治疾病、增强体质的作用。

（二）六字诀与高血压病

研究表明，长期练习六字诀可降低交感神经兴奋性，提高迷走神经系统张力，缓解小动脉痉挛，促进血液循环，降低外周阻力，降低血压；可以提高患者的适应能力，降低血压的应激反应。另外，长期坚持六字诀练习可降低血液中低密度脂蛋白胆固醇的含量，增加高密度脂蛋白胆固醇的含量，有利于控制动脉粥样硬化等危险因素。

五、易筋经

易筋经是我国传统导引术之一，以中医经络学说、气血理论为指导，经过不断的演变与发展，逐渐形成了易筋经十二式导引法。易筋经分筋疏导，每一动作（姿势）对应疏导人体一条经筋，通过伸筋拔骨、吐故纳新、守中和合的功效，起到养精固肾、强筋壮骨、濡养脏腑、理性调神的作用。长期坚持易筋经功法训练可以调节脏腑气血阴阳，从而达到防治疾病、延年益寿的目的。

易筋经的临床应用较广，长期练习易筋经能拉伸肌肉，松弛软组织，从而增强肌肉力量，缓解肌肉痉挛，有效治疗各种骨关节疾病。易筋经导引通过牵拉筋经，调畅经络气血、脏腑机能，强化心脏主血脉之功，可以改善心脏功能，降低心肌耗氧量。对于初期高血压病患者来说，易筋经在降低收缩压的同时，也有效地降低舒张压。易筋经可以改善患者肺功能，减轻呼吸系统疾病患者的心理负担，提高生活质量。对胃肠系统来说，通过该运动可以促进胃肠蠕动，调节患者内分泌及代谢能力。

第三节　气功对高血压病的防治

一、什么是健身气功

健身气功是以自身形体活动、呼吸吐纳、心理调节相结合为主要运动形式的民间传统体育项目，源于我国的优秀传统文化。2000年，国家体育总局颁布的《健身气功管理办法》使这项民族传统体育项目的定义开始明确起来。在此之后，健身气功正式被列为我国民间体育项目。2003年，有关专家对四种传统健身功法完善并完成编创，将之分为健身气功八段锦、健身气功五禽戏、健身气功六字诀、健身气功易筋经，并开始对外试行推行。

二、气功防治高血压病的原理

中医认为，阴阳平衡失衡是高血压病的病理基础。气功锻炼是一种缓慢的、中等强度的运动，可以使锻炼者达到对自身形、气、神的调控能力，使体内阴阳平衡，机体机能协调。研究证实，气功不仅能够降低血压，改善高血压病患者的临床症状，还能减轻抑郁，减少压力和焦虑。气功可以调节植物神经功能，使交感神经活动性减弱，肾素活性下降，血管紧张素分泌发生变化，降低血压；练气功可使微循环异常显著改善，血黏度和血小板聚集明显降低，从而改善高血压病患者因血液流变学异常而引发的靶器官损害（如心脑血管损害等），降低冠心病、脑血管病等的发生率，对降低和稳定血压、巩固疗效具有肯定效果。

三、高血压病常用的功法

高血压病患者可以采用动功和静功，形式上可分为坐功、站桩、行功。高血压病患者最常用的功法有松静功、站桩功和太极拳，临床上可以根据患者的年龄和体质等要求，选用不同的功法。练习气功时要求：心静体松，动静结合，辨证施功，循序渐进。

（一）姿势

高血压病患者练习松静功，开始学习时以坐式为主，辅以卧式，随着身体适应能力不断增强，可以逐渐配合站式。练功时要求头正颈直，全身放松，松而不懈，紧而不僵，舌抵上腭，双目微闭，牙关不要咬紧，站立时微微屈膝，松胯、含胸、拨背，全身自然，浑然一体。

（二）意念

意念的部位宜低于心脏，如丹田、涌泉穴等。高血压病患者练习时尤其需要消除杂念，安静守神，意守丹田，做到心静如一。若患者证属阴虚火旺、上盛下虚，可意守涌泉穴，注意放松心情，不要太刻意，要若有若无，神思合一，以防用意过甚，造成心烦意乱。

（三）呼吸

要求通过锻炼调整呼吸，使呼吸逐渐达到细、长、均匀、息息归根，归入丹田。高血压病患者自主神经中枢不稳定，心肺贮备功能欠佳，呼吸频率一般不太平稳，呼吸宜用顺呼吸法，不宜采用停闭呼吸法。开始练功时，待胸式呼吸平稳后，可由胸式呼吸过渡到腹式呼吸，要适当延长呼气，以提高迷走神经的兴奋性。出现胎息的呼吸状态是调节气血的最佳状态。

（四）导引

导引属于动功，高血压病患者应该在练习静功的基础上进行锻炼。太极拳导引是常用的一种方式，练习者由练精化气阶段，到气血充盛、自然而无意之中导引出自发的动作，类似太极拳动作。该动作缓慢而圆滑，高低起伏，首尾连贯，如锦裹针之力，深透含蓄，动作有松有紧，张弛有力，上下肢及躯干交替联合运动。每次导引动作可不尽相同，因时因地因人而异，从而充分地调理自身气血，疏通全身经络，使气血充盛，达到天人合一的最佳状态。

（五）频率

气功练习强调每次不少于30～45分钟，每周至少4～5次。

第八章

其他中医传统疗法与高血压病的防治

　　我国高血压病的发病率逐年上升，且有年轻化的趋势，在生活方式调整和联合药物干预情况下，仍有许多高血压病患者的血压未能达标。中医传统疗法联合药物干预在高血压病的防治中展现了显著的优势，可以提高降压效果，更好地预防靶器官损伤，更好地改善生活质量及预后等。本章将详细介绍艾灸、水针、按摩、药枕、拔罐、穴位贴敷等中医传统疗法在高血压病防治中的作用。

第一节　艾灸疗法

　　《灵枢·官能篇》曰："针所不为，灸之所宜。"艾灸作为祖国传统医学的特色疗法，具有针刺、药石达不到的效果，临床应用较为广泛，尤其在慢性病治疗及"未病先治"方面有独特优势。艾叶性温，具纯阳之性，通十二经，具有较好的温通作用，将陈艾制成艾绒或艾条，选取相应的穴位进行烧灼或温熨，借助灸火的温和热力及药物作用，循经络内达脏腑，使得经脉通畅、气血调和、阴阳平衡，达到治疗疾病、防病养生的功效。

　　艾灸具有双向调节血压的作用。现代研究多认为，艾灸治疗高血压病是通过对神经-内分泌-免疫系统的多重调节实现的，艾灸能影响神经递质的释放水平从而降低交感神经的兴奋性，实现对神经系统的调节作用，对血压进行调控。在相应穴位进行艾灸能够降低肾素的活性，抑制醛固酮、血管紧张素Ⅱ、心钠素的分泌，改善水钠潴留，减少血容量，达到降血压的目的；还可调节血管内皮的活性物质，保护血管内皮功能；促进氧化应激的动态平衡，改善血管组织的损伤和重构；降低炎性因子的分泌，抑制炎症反应，从而发挥降血压的作用。

艾灸治疗高血压病多选用温针灸、艾条灸、艾炷灸等灸法，主要以足少阳、足厥阴及督脉的穴位为主，如百会、悬钟、太冲。再进行辨证取穴，如属气血亏虚证，选取气海、足三里、脾俞；属肝阳上亢证，选取行间、侠溪；属痰湿中阻证，选取丰隆、中脘；属肾精不足证，选取太溪、三阴交等穴。

一、温针灸

操作方法：针刺腧穴得气后，将制好的带有小孔的艾灸套在针柄上，点燃，燃尽后除去灰烬，更换新的艾灸再灸，施灸3～5壮，1天1次，7天为1个疗程，连续3个疗程。

足三里：温针灸足三里可健脾化湿、扶助正气，适用于气血亏虚，尤其痰湿内盛的高血压病患者。

石门穴：具有双向调节血压的作用，即对于正常血压无明显作用，但可以使血压偏高患者的血压下降，血压偏低患者的血压上升。

二、艾条灸

操作方法：手持制好的艾条，将艾条的燃烧端对准距离皮肤2～3 cm处的腧穴，或保持艾条与皮肤的距离固定即温和灸，或像麻雀啄米般上下移动即雀啄灸，或反复旋转移动即回旋灸。灸至皮肤出现红晕为度，一般灸10～15分钟，1天1次，7天为1个疗程，休息2～3天后，再继续治疗2个疗程。

涌泉穴：可补肾固元、引火下行，从而抑制肝阳上亢，具有较好的降血压作用。

百会、印堂穴：均属督脉，百会为"百脉之会"，各经脉气汇聚之处，与印堂穴可调节机体阴阳平衡，具有良好的降血压作用。

曲池穴：为手阳明经穴，可清热化痰，泄内热，缓解因血压过高导致的头痛、头晕等症。

太冲穴：为足厥阴原穴，可平肝息风，治疗肝阳上亢型高血压病。

气海穴：诸气汇聚之处，具有扶助正气、益气温阳、补虚的作用。

神阙穴：施以艾灸可通调脏腑，联络经脉，使气机畅通，经络疏通，以补虚培元，祛病延年。

三、艾炷灸

无瘢痕灸：在穴位上涂少量凡士林作为黏附剂，将制好的艾炷平置于穴位上，用线香点燃，待艾炷燃尽后除去灰烬或患者感觉灼痛难忍时，更换新的艾炷再灸。灸至局部红晕而不起泡为度，一般灸5～6壮，隔日进行1次，7日为1个疗程，连续灸2个疗程。

瘢痕灸：先用75%的乙醇消毒穴位皮肤，在穴位上涂少量蒜汁或清水作为黏附剂，将制好的艾炷平置于穴位上，用线香点燃，待艾炷燃尽后除去灰烬，更换新的艾炷再灸，若患者感觉灼痛难忍时，用手轻轻拍打穴周，以减轻疼痛。一般灸1～3壮，至局部出现小水泡为度。然后在施灸穴位上涂抹膏药，用消毒敷料覆盖，及时更换膏药，防止感染。灸疮愈合后，可在原处再施以瘢痕灸。

悬钟：为八会穴之髓会，可疏调肝胆气机，通经活络，益髓补骨。

丰隆：为足阳明络穴，可联络脾胃各部气血物质，调和胃气，祛湿化痰，通经活络。

第二节　水针疗法

水针疗法，即以中医经络学理论为依据，针对经脉、穴位、压痛处注入适当的药物治疗，从而起到治愈病症的作用，一般简称为腧穴注射疗法、穴位注射疗法。高血压病是严重危害人体生命健康的主要发病原因，是典型的中老年慢性病。经各项科学研究证实，用水针疗法防治严重高血压病能显著减轻其病情，并根据高血压病人病症的不同，分别选用了不同的注射方法和注射部位。

一、方一

【药物组成】丹红注射液。

【取穴】足三里。

【用法】足三里穴位于小腿前外侧，犊鼻下10 cm（3寸），距胫骨前缘一横指处，将双侧此穴位进行常规消毒，取一次性注射器抽取注射液1 ml，将注射器针头垂直刺入足三里穴，轻提插不捻转，待得气后再进行回抽。若无血液流出，则将注射液注入穴位，注入剂量为1 ml。1天1次，10次为1个疗程。

【主治】高血压病（血脉瘀阻型）。

二、方二

【药物组成】天麻注射液。

【取穴】主穴为曲池。共有2组配穴：第1组配穴为安眠、风池、印堂；第2组配穴为三阴交、太冲、足三里。

【用法】治疗时必选主穴，将2组配穴交替或轮流使用。选定穴位后，将选定穴位的皮肤进行常规消毒，用注射器抽取适量注射液，将注射器针头迅速地插入皮下组织中，待提插得气后，若回抽时未见血液，则进行药物注射，每穴一次注入0.5~1.0 ml，1天1次，10次为1个疗程。

【主治】高血压病（肝阳上亢型）。

三、方三

【药物组成】黄芪注射液。

【取穴】第1组穴位：曲池、风池；第2组穴位：内关、百会、太冲。

【用法】将2组穴位轮流使用，选定穴位后，将穴位的皮肤进行常规消毒，取注射器抽取适当注射液，将注射器针头迅速刺入皮下，稍作提插得气，回抽无血液流出时，注射药液，每次每个穴位注射0.5~1.0 ml，2天1次，10次为1个疗程。

【主治】高血压病（肝阳上亢型）。

四、方四

【药物组成】川芎嗪注射液。

【取穴】太冲穴。

【用法】太冲穴位于足背，第1、2跖骨头结合部之间的凹陷中。将此部位的皮肤进行常规消毒，将针迅速刺入太冲穴，行提插捻转，患者有针感后，进行回抽，若无血液，则将川芎嗪注射液缓慢注入穴位，1次注入0.5 ml，1天1次，7次为1个疗程。

【主治】高血压病（阴虚火旺型）。

五、方五

【药物组成】参附注射液。

【取穴】双侧足三里、肾俞、曲池穴。

【用法】将各个穴位的皮肤进行消毒，取用一次性注射器抽取足量的参附注射液，将针垂直刺入足三里穴、肾俞穴、曲池穴，双侧穴位交替注射。针刺后，以患者自觉穴位局部酸胀感为度，然后进行回抽，若回抽无血，再缓慢注入参附注射液。每个穴位注射 1 ml，2 天 1 次，14 天为 1 个疗程。

【主治】高血压病（阳虚型）。

第三节　按摩疗法

按摩又称推拿，是中医学中独有的一种防病治病的手段，它的目的是通过不同推拿手法作用于人体体表的一定部位或穴位，从而预防和治疗疾病。与服用药物相比，推拿疗法对肝肾等无损伤，具有无药品毒副作用和双向调节的特点，故而运用推拿防治高血压病具有一定的优势。

推拿手法按操作部位，分为头面部、颈项部、腹部、腰部和足部。头面部推拿手法包括开天门法、分抹前额法、揉前额法、指腹叩前额法、抹双柳法、抹眼球法、揉睛明法、一指禅推眼周法、揉太阳穴法、指揉面穴法、振耳法、揉耳法、拿头法、头部梳理法、推少阳法等。腹部用揉腹及摩腹。横擦涌泉适用于腰部及足底。在以上推拿手法的基础上，根据疾病的不同证型，配以恰当的穴位，施以不同的手法以达到辨证施治。头面部及颈项部手法主要治疗高血压病肝阳上亢证；阴虚阳亢证需要用头面、颈项部及腰腹部手法进行治疗。阴阳两虚证则以腹部、腰部手法为主，足、腹部手法则可治疗痰湿壅盛证。推拿与针灸有异曲同工之妙，医生通过所用手法速度的快慢，给予患者病痛部位力的大小、方向的不同等激发机体整体与局部的调节功能，从而达到治疗和预防疾病的目的。

一、通用疗法

近年来，随着人们生活质量的提高，高盐、高脂食物的摄入逐渐增加，人们精神压力增大，运动变得越来越少，导致罹患高血压病的人数急剧增加，大多数人选择口服降压药物，但降压药物往往会有不同程度的肝肾功能损害。中医推拿疗法作为一种具有无毒副作用及双向调节作用的外治疗法，可以有效避免药物对身体的损害，其应用于临床，有较好的降压及改善临床症状的作用。

根据其临床特征，在中医属于"头痛、眩晕"等范畴。中医认为，本病大多是因为肝肾功能失调导致，若平素情绪不佳，导致肝阳上亢、风动火升、上扰清窍，则发生眩晕、目赤等症状；若肾精亏虚，不能濡养清窍、四肢，亦可发生眩晕、头痛、四肢麻木等症状。本病的病机关键在于肝肾亏虚、痰瘀内阻、筋脉失养。

（一）从经穴角度看

治疗高血压病的主要穴位有风池、天柱、肩井、曲池、合谷、大杼、风门、肺俞、厥阴俞、心俞和督俞。对以上穴位分别采用不同的手法，以调节气血运行，可起到降压作用。具体操作方法为：

1.拿五经

用五指分别拿头顶督脉及双侧足太阳膀胱经、双侧足少阳胆经，以三指拿风池穴以下的项部，按照以上步骤反复操作5遍。

2.抹肩部及推胁肋部

医生站在患者身后，除大拇指以外，其余四指端置于肩井前侧，用大鱼际从大椎穴抹至肩髎穴，两侧同时进行，按以上步骤重复操作3次；接着，医生以左右手掌分别推患者胁肋部，自渊腋至居髎，按以上步骤重复操作5遍。

3.抹桥弓

医生站在患者身后，左右拇指分别按于左右两侧风池穴，其余四指并齐，并以螺纹面从翳风穴抹向缺盆穴，两手交替进行，左右各15次。

4.肩背同按

患者取俯卧位，医生用双手拇指的指腹以拨揉法作用于颈椎两侧夹脊穴及膀胱经两侧穴位。接着用一指禅推法沿脑后正中，从百会轻推至大椎。此时，患者明显有轻快、舒适的感觉。然后用单手拇指的螺纹面按揉风府、天柱、风池、大椎4个穴位，再拨揉项韧带以缓解颈项部紧张感，最后用双手捏拿法沿颈椎两侧，轻松有节律地捏拿颈项部，使患者感觉清新舒畅，头颈部症状基本消除。

5.运膏肓法

屈曲肘关节，转动肩关节，带动肩胛骨，以作用于背部的膏肓穴（第4胸椎棘突下，后正中线旁开三寸），共2分钟。

6.综合手法

以斜方肌为重点部位，按风池、颈椎棘突旁的阿是穴、天宗穴，以患者有酸胀感为度。以拇指螺纹面按风池穴，捏拿颈椎，捏拿肩部，拔伸颈椎关节，斜扳颈椎关节。

7.四步推拿法

第1步，患者坐于医生前方，医生在两侧颈部施以揉法，主要按揉压痛点，程度由轻到重，使患者有酸、麻、重、胀的感觉，点按风池穴，捏拿肩井穴4分钟，最后在颈部两侧施以摩法，以患者感觉颈部有温热感为度。

第2步，医生用拇指托住患者枕骨的后上方，其余四指托住患者的下颌部，医生两侧前臂压住患者肩膀的同时用力，顺方向牵引5 mm左右。

第3步，医生用一只手扶住患者的头部，另一只手将下颌部位托住，然后慢慢旋转，当颈部肌肉处于放松状态时，可快速旋转，此时能听到颈部有"喀喀"声。

第4步，医生在头部施以拿五经、推擦法、分阴阳、开天门、揉太阳等推拿手法。

（二）头面部推拿

1.头面部分推法

医生用双手大拇指分推印堂至神庭，两边交替进行，然后同时分推印堂穴至两旁的太阳穴，经鱼腰穴，再同时分推神庭至两侧头维穴，最后分推角孙至风池。

2.头面部推拿

医生用双手拇指分推印堂至丝竹空，接着用单手指轻揉印堂；用双手拇指分推前额；用双手大鱼际轻揉太阳穴及周围。推角孙（双手拇指从头侧部沿角孙穴向头后部轻推）、扫桥弓（即食指、中指轻抹胸锁乳突肌）；用双手拇指环揉眼眶周围；用双手十指头轻抓头顶部；用一指禅推法推太阳、承泣、鱼腰、睛明、阳白、率谷、翳风、大迎等穴。

3.按、击头部胆经

医生站于患者身体一侧，以轻柔的手法按揉头部两边足少阳胆经的穴位，然后再以两手五指指尖轮流叩击头部两侧的足少阳胆经。

4.扫散肝阳

医生站于患者身前，用左手大拇指和其余四指分推右侧太阳穴至头维穴、耳后高骨，最后推向右侧风池穴。同理，以右手扫散患者头左侧，轮流进行，左右各5遍。

5.抹面部

医生站在患者身前，左手除大拇指外，其余四指将患者右风池部固定，用拇指螺纹面以单向抹法，从睛明、迎香、颧髎至太阳，从水沟、地仓、颊车至下关，从承浆、大迎至听会，依次施行。同理，医生右手置于患者左侧面部，方法同上。在抹以上穴位的同时，用食指螺纹面同时按揉双侧风池穴，反复进行3次。

6.分推前额

医生把双手的大鱼际放在患者前额中央，慢慢向两边推去，推时大鱼际紧贴额部皮肤，推到太阳穴为止。

（三）耳穴推拿

抹降压沟：医生用左手食指顶住患者右侧耳廓的降压沟内侧，然后用拇指螺纹面抹降压沟，方向是自上而下，医生的双手分别在患者两边的降压沟交替进行。

（四）其他部位推拿方法

1.臀部及下肢后侧推拿

医生用手掌沿臀部及下肢后侧直线进行快速推动以放松肌肉，接着用捏拿法分别在大、小腿上进行捏拿，以皮肤微有红润为度；继而用拇指指腹点按环跳、殷门、委中、承山4穴；再用单手拇指、食指对应捏拿太溪、昆仑。用单手掌小鱼际快速擦摩涌泉，以发热为度，最后用掫法轻掫下肢。

2.胸腹部推拿

医生先用双手掌由上而下分推胸部以宽胸理气，接着用拇指轻推膻中，其余4指轻抹心前区周围，以缓解心慌，平定心神。开三门（即医生用双手拇指分推期门、章门、京门）、运三脘（即医生用单手掌推抹上、中、下三脘），可祛湿化痰、降胃气。用单手手掌摩腹，以顺时针为方向，腹内发热为度。用拇指按揉中脘、天枢、气海各3次。

3.下肢推拿

医生用手掌自上而下轻推下肢前外侧，用双手捏拿大、小腿前外侧肌肉，加速下肢血液循环；用拇指点按足三里、阳陵泉、血海、解溪、三阴交、太冲等穴，可和胃降逆，泄热降压，滋阴补肾；用单手的拇指、食指捏拿以上诸穴以通便；捏拿丰隆以化痰；最后，轻掇下肢前外侧。

4.摩腹

两只手掌相互叠放，置于肚脐上方，以肚脐为中心，慢慢转动，直到腹中产生热感为止。

二、辨证论治

推拿疗法治疗高血压病应以心、肝、肾经为主，再配以脾、胃二经。可根据患者的症状或者不同分型选择相应的穴位。例如，以肝阳上亢证为主者，可取章门、期门、气海作为主穴，取膀胱经之肝俞、脾俞、肾俞等穴为配穴；以肝风上扰证为主者，可选取太冲、风池为主穴；以肝肾阴虚证为主者，则取命门、肾俞穴。同时，根据高血压病出现的不同兼症而采取不同的推拿手法。若患者有头晕、头痛、耳鸣、耳聋、颈肩疼痛、手麻、上肢麻木无力或疼痛的，应选取百会、肩髃、外关、天宗、中渚等穴位，施以头面部推拿手法。在施以以上手法的同时，点按角孙、翳风、丝竹空、听宫等穴位，疏通经气。若患者出现头痛、头晕、恶心、呕吐、口苦、下肢麻木无力等症状，则选取风池、攒竹、胆俞、肝俞、胃俞、脾俞、委中、肩井、阳陵泉、悬钟、三阴交等穴位，施以点、按、推、拿等手法。

（一）以头痛为主症者

1.风寒型

在项背部用滚法治疗，使项背部肌肉放松，选取肺俞、风门2个穴位，施以点按的方法或揉法；再选用两侧肩井穴，施以捏拿之法；最后，指擦背部两侧足太阳经，以透热为度。

2.风热型

使患者放松，选取肺俞、大椎、风门等穴位，施以点按或揉法；再捏拿两侧肩井；最后，选两侧曲池、合谷，施以按法及拿法，使患者有酸胀感。当提捏印堂部和项部的皮肤时，皮肤要透红；当拍击背部膀胱经时，患者皮肤微微发红即可。

3.肝阳上亢型

自上而下推桥弓，两侧轮流进行，每侧各10次。在头侧足少阳胆经循行之处，用扫散法从前上方向后下方操作，两侧轮流进行，各数10次；再按角孙穴；按、揉两侧太冲、行间，患者感觉酸胀即可；再擦两侧涌泉，感觉透热即可。

4.血虚型

首先，选用摩腹法，施行于中脘、气海、关元等穴位；然后，指擦督脉并横擦左侧背部，以透热为度；再用点按法或揉法作用于两侧心俞、膈俞、足三里、三阴交，使患者感到微微酸胀即可。

5.肾虚型

首先，以摩腹法在气海、关元做重点操作；然后，以横擦法擦背部督脉，以按法横按腰部的肾俞穴、命门穴及腰骶部，均以透热为度。患者按上述手法按摩，1天1次，4天为1个疗程。

（二）以眩晕为主症者

1.肝肾亏虚、气血不足型

首先，揉捏颈部肌肉，以点揉法揉双侧肩井穴以放松肌肉，再点按百会、足三里、三阴交、脾俞、心俞以调补脾胃，安心宁神；然后，点揉肝俞、肾俞、命门以调补肝肾；最后，点拿风池、行间两穴以疏泄浮阳。

2.痰浊中阻、经络阻滞型

首先，在胸部用分推法以清肺宽胸；然后，在胃部施以指摩法以清胃健脾；再点按头维穴可清头目；以拿法作用于阳陵泉穴可健脾化湿，同时捏拿丰隆穴以化湿除痰。

（三）注意事项

加强患者的心理护理。高血压病患者治疗时间一般较长，患者易产生烦躁、焦虑的心理，应向患者及其家属解释治疗的目的、方法，以取得合作，同时减轻患者心理负担，从而更好地配合治疗。

治疗前，应先测量血压，血压过高时应及时告诉医生，医生应给予适量降压药物，以免血压过高引起其他心脑血管疾病，并随时观察血压变化情况。

应严格控制患者饮食，饮食宜清淡，应尽量避免高糖、高脂、高热量饮食，戒烟戒酒。注意保暖，防止受凉，保持室内空气的流通，温度、湿度应适宜。保持心情舒畅，避免嘈杂。

第四节　药枕疗法

中医药枕不管是在古代还是现代，都作为人们常用的养生保健方法。追溯其源头，它至少已有一千三百多年的历史了，明代大家李时珍曾在《本草纲目》中多次提到了药枕治病的原理。宋代及其以后记载药枕的资料较前增多。药枕不仅存在于医学著作中，古代文人墨客也对药枕情有独钟，南宋诗人陆游曾言："昔年二十时，尚作菊枕诗。采菊缝针囊，余香满室生。"说明药枕不仅可以余香满室，而且可以延年益寿。明代朱之蕃写了一首诗，为《决明甘菊枕》，此诗中赞誉用菊花配决明子而制成的药枕，用之乌须发、安神明目，比起灵丹妙药有过之而无不及。现代医学认为，此枕确有降压良效。高血压病病程较长，且患者血压与情绪常易波动不稳，药枕使用方便，而且作用持久，是理想的外治方法。

高血压病保健药枕选用药材时，一般选用具有平肝潜阳、宁心安神、开窍醒脑、清肝明目等功效的中药，如杭白菊、决明子、白芷、罗布麻叶、淡竹叶、青木香、夏枯草、野菊花、桑叶、薄荷、川芎、晚蚕沙、珍珠母，以及茶叶、绿豆等。

药枕的作用机制：一是通过鼻腔吸收，经过肺的气血交换进入体内；二是通过渗透的方法从皮肤进入，使人体吸收；三是刺激人体经络和穴位，产生良好的调节作用。中医认为头为诸阳之会、精明之府，全身阳气通过六条经脉汇聚于头部，全身气血亦汇聚于头部，故在头部施以药枕，药性亦可通过经脉传至全身。有研究证明，中药中某些药物的成分有开窍醒脑、扩张血管的作用。中医药枕直接作用于头部，从而起到刺激经络之气、开窍醒脑的作用。

药枕的制作方法：草木类的药物，使用时需充分晾晒后粉碎；矿物质、角质类的药物，应将其打成较小的碎块或磨粉装袋后使用；种子类的药物，使用时应将其洗净、晒干；芳香、挥发类的药物，无须加工炮制，可直接混入其他药末中使用，但时间越长味道越淡，需及时更换。药枕的药袋应选用透气性能良好的棉布、纱布等，以利于药物的挥发。药枕的长度多为50厘米，高度及宽度可根据个人睡姿及头部大小而定。

一、清肝明目枕治高血压病

菊花10克、夏枯草10克、木香6克、蔓荆子10克、蚕沙10克、川芎6克、红花5克、决明子10克、薄荷12克。将上述药物粉碎后，混合粉末50克装成1袋，装入枕芯，套上枕套，制成药枕。主要治疗肝阳上亢型高血压病，全方共奏平抑肝阳、清利头目、调畅气血之功。

二、骨脂决明枕治疗高血压病

补骨脂150克、桃仁100克、红花100克、决明子100克、莱菔子50克、柏子仁50克、冰片10克、乳香20克，辅以麦麸。将上述药物缝入枕芯中，加热使用。适用于由肝阳上亢、肾精不足、瘀血内阻所致的高血压病，可有效缓解眩晕、耳鸣等症状。

三、钩藤决明枕治疗高血压病

钩藤、石决明、夏枯草、豨莶草各150克，天麻、川牛膝、菊花、罗布麻叶各100克，石菖蒲60克，地龙20克。将上述药物研磨成末置入布袋中，入睡时将其置于普通枕头上即可。对于肝火亢盛型高血压病引起的眩晕、头痛、视物不清可有效缓解。

四、决明枕治疗高血压病

将晒干后的石决明研磨为粉末后取1500克，晒干后的决明子取1000克混匀。将其用纱布包好，置入枕芯内制成药枕使用。此药枕具有平肝潜阳、降压明目等功效，可有效缓解肝火亢盛、阴虚阳亢型高血压病患者的症状。

五、决明子丹皮枕治疗高血压病

取晒干后的决明子、牡丹皮、白菊花、夏枯草、荷叶、青木香、石菖蒲各100克。将上述药物研为粗末并混匀，置于纱布袋中，缝好后装入枕芯，制成药枕。此药枕具有清热平肝、清肝泻火等功效，适用于肝火亢盛型高血压病患者，可缓解患者的眩晕、头痛等症状。

六、决明荞麦皮钩藤枕治疗高血压病

取晒干后的决明子和钩藤各300克，研为粗末，再取晒干后的荞麦皮1000克与上述粗末混合均匀，装入枕芯，制成药枕使用。本方具有清热泻火、平肝潜阳等功效，对于肝火亢盛、阴虚阳亢型高血压病患者来说，可有效缓解症状。

七、桑菊蚕沙枕治疗高血压病

取晒干后的冬桑叶、白菊花、晚蚕沙、白芷、牡丹皮、决明子各20～30克，冰片5克。将上述药物共同研制成粗末，混匀后将粉末置于布袋内，中间用线缝扎，使布袋中的药物平铺于枕头之上即可。枕用3个月，即可达到降压效果。

八、桑菊枕治疗高血压病

取晒干后的杭菊花、冬桑叶、野菊花、辛夷花各500克，再取晒干后的薄荷、红花各50克。将上述药物研末后加入冰片50克，混匀后装入布袋内，装入枕芯，制成药枕。

九、菊花芎芷丹皮枕治疗高血压病

杭菊花1200克、川芎500克、白芷250克、牡丹皮250克。将上述药物晒干，装入棉布料做的袋子内，缝好袋口。睡时当作枕头用，适用于各期高血压病患者。

十、芎菊药枕治疗高血压病

川芎150克、菊花30克、桑叶80克。将上述药物晒干研磨后装入枕芯。现代药理学证明，桑叶具有降血压、降血糖、降血脂、软化血管以及改善脑部血液循环的作用。

十一、菊花荞麦皮枕治疗高血压病

白菊花1200克、荞麦皮1800克。将上述药物分别晒干后混匀，用纱布包裹、缝好，装入枕芯内，制成药枕使用。具有平肝泻火、降压明目等功效，适用于肝火亢盛、阴虚阳亢型高血压病患者。

十二、晚蚕沙白菊花枕治疗高血压病

取晒干后的夏枯草、灯心草、石菖蒲各100克，粉碎为粗末，再与晒干后的晚蚕沙、白菊花混匀，将混匀后的药物放入纱布袋后缝好，置于枕芯，制成药枕。此方具有清热平肝、清肝泻火等功效，适用于肝火亢盛、阴虚阳亢型高血压病患者。

十三、桑菊薄荷枕治疗高血压病

取晒干后的桑叶、菊花各500克，薄荷30克，研为粗末，将冰片20克研为细末，将两种粉末混合均匀，置于纱布袋中，装入枕芯，制成药枕。本方具有平肝潜阳、开窍醒脑等功效，对于肝阳上亢型高血压病患者较为适用。

十四、桑叶夏枯草钩藤枕治疗高血压病

取晒干后的冬桑叶、夏枯草各250克，钩藤150克。将上述药物研为粗末并混匀，然后置入布袋中，入睡时将其置于普通枕头上即可。本方具有清热降压、清肝泻火等功效，适用于肝火亢盛型高血压病患者。

十五、茶叶枕治疗高血压病

将浸泡过的茶叶渣晒干并收集1500克置入枕芯中，做成睡枕。有清凉泻火、平肝降压的功效。患者长期以此做枕，可防治高血压病。

第五节　拔罐疗法

拔罐疗法是一种以杯罐作为工具，借热力排去杯罐中的空气而产生负压，使杯罐吸着于皮肤表面，使局部有瘀血现象，从而达到防病治病目的的一种疗法。拔罐法在古代被称为"角法"。拔罐疗法在中国已有两千多年的历史，并形成了一种独特的治病方法。随着方法不断改进，拔罐疗法有了新的发展，进一步扩大了治疗范围，成为一种重要的且操作方便简单的疗法。

中医理论认为，拔罐疗法可开泄腠理、扶正祛邪。风、寒、暑、湿、燥、火、毒侵袭人体或内伤情志，伤于五脏，导致脏腑功能失调后产生瘀血、气郁、

痰涎、宿食、水浊、邪火等病理产物，这些病理产物作为致病因子，通过经络和腧穴走窜机体，滞留于脏腑经络，瘀滞经脉，从而导致各种病症。中医认为，拔罐可以活血化瘀、调和气血、疏通经络，调整机体的阴阳平衡，从而达到防病治病的目的。现代医学认为，拔罐可能是通过升高局部温度→扩张血管→提高血流量→增加组织氧供及加快新陈代谢产生作用而产生治疗效应，并促进局部免疫细胞和免疫因子的释放，激发穴位局部的免疫调节作用。研究证明，拔罐治疗可明显促进高血压病患者的局部供氧，排出有害物质，降低血液黏度和促进对血管内皮损伤的修复，从而起到缓解症状、降低血压和保护心脑血管的作用。

拔罐疗法常用的方法有火罐法及抽气法，手法有单罐、多罐、闪罐、留罐、走罐、药罐、针罐、刺络拔罐及推拿拔罐，其中常用的有留罐、闪罐、刺络拔罐和推拿拔罐。

治疗高血压病的取穴及操作方法主要有：

一、大椎、印堂、风池、合谷

【操作方法】用投火或闪火法，将罐吸附于大椎、印堂、风池、合谷；或沿足太阳膀胱经的大杼，至膀胱俞和督脉的大椎，至命门，自上而下走罐。

二、两侧肝俞穴、筋缩

【操作方法】用梅花针中等强度叩刺出血，叩刺面积应小于火罐口截面，然后用闪火法将火罐口吸附于穴位上，吸出2～3 ml血，每次5～l0分钟。

三、颈夹脊

【操作方法】首先在穴位局部皮肤进行常规消毒，消毒后用皮肤针叩刺穴位，至局部微微渗血后，立即用闪火法在此进行拔罐，留罐10～15分钟，每日治疗1次。

四、膀胱经

【操作方法】用闪火法，将罐吸附于大椎、心俞、肝俞、肾俞、曲池、风市、足三里、三阴交、委中；或沿足太阳膀胱经的大杼至膀胱俞，来回走罐。

五、足太阳膀胱经

颈肩部"兀"形方案，腹部"O"形方案，足太阳膀胱经第一侧线、第二侧线、背部督脉、大椎穴、肾俞穴、承山穴。

【操作方法】在腹部施以闪罐法2～3遍。运用推罐法,按照腹部"O"形方案,直至腹内有温热感。在颈部、全背部施以闪罐法2～3遍。运用擦罐法,按照颈部"兀"形方案、背部膀胱经、督脉反复操作,直至出痧。运用推罐法、刮罐法重点施术于大椎穴,反复操作,至痧色变紫;然后在肾俞穴运用震颤罐法,持续1分钟。最后在肾俞、承山穴留罐10分钟。

六、大椎穴

【操作方法】取大椎穴,用三棱针迅速点刺出血,用大号罐拔大椎穴,以力大、抽紧为度,出血量10～20 ml。

第六节　穴位贴敷疗法

穴位贴敷疗法至今已经有两千多年的历史,是以中医整体观念和经络学说为理论依据,把药物研成粉末,放入水、醋、酒、凡士林等介质调成糊状,直接贴敷于相应穴位,用来防治疾病的一种中医外治疗法。中医认为,经络具有联系脏腑、沟通内外、运行气血、营养全身的作用,将药物贴敷于穴位不仅可以刺激穴位激发经络之气,而且可以通过经络使药效直达脏腑,从而达到治疗疾病的目的。

一、穴位的选用

防治高血压病的穴位的选择一般遵循针灸的取穴原则,一般多选取双侧的内关穴、涌泉穴、神阙穴、三阴交穴、曲池穴、足三里穴。临床上可以单穴贴敷,亦可以双穴及多穴配伍使用贴敷。其中,涌泉穴、神阙穴、足三里穴的应用最为广泛。

涌泉穴,位于人体足底部,足跖趾屈曲时,足底(去趾)前1/3凹陷处,是全身腧穴的最底部,是足少阴肾经的首穴。《黄帝内经》中说:"肾出于涌泉,涌泉者足心也。"肾经之气就像泉水,涌泉穴则为泉眼,肾经之气来源于足下,并灌溉周身四肢各处。所以,涌泉穴在人体养生、防病、治病等各个方面均具有重要作用。因涌泉穴在高血压病的防治上效果明显,所以被称为"降压奇穴"。

神阙穴可以起到联系内外、沟通表里的作用，亦是防治高血压病的常用穴。神阙穴属任脉，是经络系统中一个重要的穴位。任脉为阴脉之海，与督脉、冲脉"一源三歧"，联系周身的经脉，故中医有"脐通百脉"之说。脐为先天之结蒂，后天之气舍，位于中、下焦之间，是肾间动气之处，故神阙穴与脾、胃、肾关系最为密切。刺激该穴位，使药物能通过脐部的经络运行，迅速到达病处，起到疏经通络、平衡阴阳、调节血压的作用。由于脐部皮肤表层较薄，脐下脂肪、皮肤筋膜和腹膜直接相连，导致脐部皮肤屏障功能较差，渗透性较强，药物可通过脐部皮肤的角质层进入细胞间质，迅速弥漫入血，到达全身。故在神阙穴贴敷，有刺激穴位和药物局部吸收的双重作用。

足三里穴位于小腿前外侧，外膝眼下即犊鼻下三寸，距胫骨前缘一横指（中指）。足三里穴是"足阳明胃经"的主要穴位之一，是一个强壮身心的穴位，传统中医认为，按摩足三里有调节机体免疫力、增强抗病能力、调理脾胃、补中益气、通经活络、疏风化湿、扶正祛邪的作用。现代研究证明，刺激足三里穴位，可以使吞噬细胞吞噬能力增强，加强机体对沉积脂质的吸收，对于痰湿体质高血压病患者大有裨益。古今大量的实践都证实，足三里可用来防治多种疾病、强身健体，也是抗衰老的有效穴位。

二、穴位贴敷时间及调配时间

中药穴位贴敷防治高血压病的时间一般选择在晚上，贴敷时间过短，降压效果不明显，贴敷时间过长则易引起皮肤过敏、敷贴破损等，研究表明，贴敷时间一般为6～9小时。药物配制后放置时间长会使药物挥发，湿度降低，影响药物渗透力和通透性，影响患者局部皮肤微循环和药物透皮吸收，会影响治疗效果。所以应重视药物调配的时间，应在使用前随时配置，可以有效保证药物疗效。

三、中药配方及介质的选用

（一）药物选择

根据中医辨证论治理论，将患者进行辨证分型，进而选用不同的中药配方。临床中高血压病的分型有气虚血瘀型、阴虚阳亢型、痰湿壅盛型等证型。气虚血瘀型可选用党参、川芎、丹参、当归、黄芪等，其补气养血祛瘀之效显著；阴虚阳亢型可选用天麻、牛膝、菊花、磁石、水蛭等，其平肝潜阳息风之效显著；痰湿壅盛型可选用白芥子、半夏、白术、牡蛎等，取其健脾化痰祛湿之效。吴茱萸辛开苦降，有升阴降阳之功，作为肝经的引经药，在防治高血压病的中药组方中应用最多。

（二）介质的选用

穴位贴敷的中药组方的药物成分在吸收时需要借助介质，以此促进药物的透皮吸收。在介质中，醋和酒的应用最为广泛，临床中亦可根据不同的需要选用其他介质，例如，可以选用生姜汁、凡士林、清水、蛋清、蜂蜜、植物油、清凉油等。

四、穴位贴敷方

（一）生姜茱萸附子贴

取蓖麻仁50克，吴茱萸、附子各20克，捣碎后研成细末。再取鲜生姜150克捣烂为泥，取冰片10克研为细末。将上述药物混匀后调为糊状，于每晚睡前贴于两侧足底的涌泉穴，次日清晨去掉，10次为一个疗程。

（二）吴茱萸贴

取吴茱萸20克研为细末，用白醋调成糊状。于睡前取吴茱萸醋糊适量，放在纱布上，面积以1分硬币表面的大小为宜，贴于涌泉穴处，用胶布固定，次日清晨去掉，10次为一个疗程。

（三）吴萸附子散

取生附子、吴茱萸各等份，研为细末，睡前用醋调敷两侧涌泉穴，面积以1分硬币表面的大小为宜，贴于涌泉穴处，次日清晨去掉，10次为一个疗程。此法可使患者血压逐渐下降，并有效缓解患者症状，适用于阴虚阳亢型高血压病。

（四）二仁栀子散贴

桃仁12克、杏仁12克、栀子3克、胡椒7粒、糯米14粒、鸡蛋清1个。将以上材料中的前5种共同研制成细末，再用适量鸡蛋清调成糊状，贴敷于足心涌泉穴。每晚睡前敷药，次日清晨除去，连用6次为一个疗程。此法具有活血通络、降压的功效，适用于高血压病。

（五）桂芎龙胆膏

取桂枝3克、川芎2克、罗布麻叶6克、龙胆草6克混合后研成细末，然后用酒调成膏状，敷于脐部，外用胶布固定。每日换药1次，连用10日为一个疗程。具有降压的功效，适用于高血压病。

（六）吴茱萸贴脐

取吴茱萸10克，研至细末，用醋调为稀糊状，敷于脐中（神阙穴），外用胶布固定，每日1次，10次为一个疗程。

（七）吴茱萸山药散

吴茱萸、山药各适量。将上述药物共同研制成细末，贮瓶备用。每次取药末10克，敷于脐中，外用胶布固定，每日1次，10次为一个疗程。此法具有降逆下气的功效，适用于阴虚阳亢所致的高血压病患者，可有效缓解头晕、头痛等症状。

（八）牡梧散贴

取牡丹花和梧桐叶各200克，将其研成细末，再用麻油调成糊状，将药放于纱布上敷于曲池、足三里和血海，敷药面积以1分硬币表面的大小为宜，用胶布固定。每天1次，1个月为一个疗程。

五、注意事项

穴位贴敷之前，应注意患者皮肤情况，如皮肤有红、肿、硬结、破溃或过敏，应禁用；女性在怀孕期间，应慎用一些影响胎儿的中药配方制作的膏贴；就诊时，医生应询问患者有无药物、食物过敏史，避免使用患者过敏的药物或食物。

第九章

临证医案

　　医案既是临床医师在诊疗过程中对于病证案例的真实记述，也是临床医师技术水平的展示，更是其总结和传授临床经验的重要方法之一。本章在临床众多医案中整理了极具代表性的21个医案，一方面真实客观地体现了以中医药辨证论治高血压病的临床疗效和专家的学术思想，另一方面也是为了读者们能更好地学习这些学术思想和经验。

医案1

　　徐某，男，57岁。2019年4月5日初诊。

　　患者高血压病史5年，血压最高达190/100 mmHg，已服降压药治疗，血压控制不稳定。刻下症见：自觉头痛、胸闷、项强、双上肢麻木感、口干、便燥，睡眠尚可。舌质胖、暗紫、苔黄，脉沉弦细。心电图提示：ST-T改变。

　　西医诊断：高血压病3级。

　　中医诊断：眩晕（阴虚阳亢、气滞血瘀）。

　　治则：清热平肝、活血通络。

　　处方：川芎15克、钩藤20克、葛根20克、丹参20克、蝉蜕10克、威灵仙15克、夏枯草10克、茺蔚子30克、怀牛膝15克、珍珠母30克。7剂，水煎，日1剂，早、晚分服。原降压药继续服用。

　　二诊（2019年4月12日）：服药后头痛缓解，3天来未发生胸闷，上肢麻木减轻，劳累后仍感项强，大便通畅，舌胖暗、苔薄白，脉沉弦细，血压150/100 mmHg。

　　处方：川芎15克、赤芍20克、黄连6克、葛根20克、丹参20克、蝉蜕10

克、威灵仙 15 克、夏枯草 10 克、茺蔚子 30 克、怀牛膝 15 克、珍珠母 30 克。7 剂，水煎，日 1 剂，早、晚分服。原降压药继续服用。

三诊（2019 年 4 月 19 日）：头痛项强完全缓解，无胸闷及心绞痛，晨间醒后有轻度上肢麻木感，活动后消失。舌胖暗、苔薄白，脉沉弦细，血压 130/90 mmHg。上方继续服用 7 剂。

按语：本例患者高血压病史 5 年，自觉头痛、项强、口干、便燥、苔黄、脉沉弦细，乃阴虚阳亢之证；胸闷、舌胖质暗，提示气滞血瘀、血脉瘀阻。治以清热平肝、活血通络。方中黄连、夏枯草、茺蔚子清肝降压，钩藤、蝉蜕清热、平肝息风，川芎、葛根、赤芍、丹参活血通络，葛根解肌降压，怀牛膝、威灵仙补肝肾、壮筋骨、活血通络，珍珠母养心安神。

医案 2

王某，男，83 岁。2019 年 4 月 5 日初诊。

患者高血压病史 10 年余，平素服非洛地平缓释片 5 mg，1 天 1 次，血压控制尚可。1 周前头晕再发，伴肢体麻木，腰酸腿软。某医院采用西药和丹参针剂治疗，肢体麻木略好转。刻下症见：头晕，肢体麻木感，腰酸腿软，口干，纳眠可，大便秘结，小便调，舌暗胖、苔白，脉沉细而弦。

西医诊断：高血压病。
中医诊断：眩晕（气阴两虚兼血瘀）。
治则：益气养阴、活血通络。
处方：川芎 15 克、葛根 25 克、生黄芪 25 克、丹参 25 克、党参 20 克、北沙参 20 克、玉竹 15 克、赤芍 15 克、红花 10 克、威灵仙 20 克、地龙 15 克。7 剂，水煎，日 1 剂，早、晚分服。

二诊（2019 年 4 月 12 日）：头晕、手麻木减轻，大便秘结，2～3 日 1 次。舌暗胖、苔薄白，脉沉细而弦，血压 150/60 mmHg。

处方：川芎 15 克、葛根 25 克、生黄芪 25 克、丹参 25 克、党参 20 克、北沙参 20 克、玉竹 15 克、赤芍 15 克、红花 10 克、威灵仙 20 克、地龙 15 克、生地黄 15 克、麻仁 12 克、肉苁蓉 15 克。7 剂，水煎，日 1 剂，早、晚分服。

三诊（2019 年 4 月 19 日）：服药后头晕、手麻减轻，大便通畅，1～2 日 1 次，四肢较前有力，活动增加，舌暗胖、苔薄白、脉沉细而弦。

处方：川芎15克、葛根25克、生黄芪25克、丹参25克、党参20克、北沙参20克、玉竹15克、赤芍15克、红花10克、威灵仙20克、地龙15克、牛地黄15克、麻仁12克、肉苁蓉15克。7剂，水煎，日1剂，早、晚分服，以巩固疗效。

按语：本例高龄患者气阴两虚、肾气已亏。肾虚脑髓空，故经常头晕、腰酸腿软、口干、便秘，兼有血瘀、经络不和，故手麻木。予益气养阴、活血通络之剂。方中生黄芪、党参益气，北沙参、玉竹、生地黄养阴，川芎、葛根、丹参、赤芍、红花活血通络、解肌降压，威灵仙、地龙舒筋活络，麻仁润肠通便，肉苁蓉补肾润便。

医案3

高某某，女，60岁。2018年12月4日初诊。

患者4年前因头晕、头痛曾在外院检查血压，诊断为高血压病3级；曾间断口服硝苯地平缓释片、波依定、依那普利、降压0号等药，血压仍波动较大，并间断出现头晕、不清醒之感；近1周，上述症状加重，伴心慌，口苦口干，饮食无味，胸部不适，喜深长呼吸，多梦。查体：血压150/100 mmHg，颜面潮红，舌淡暗、苔白厚，脉沉细。心电图提示：窦性心律，左室高电压伴心肌劳损。

西医诊断：高血压病3级（极高危）。
中医诊断：眩晕（阴虚阳亢）。
治则：滋阴潜阳，方选天麻钩藤饮加减。
处方：芦根12克、天麻10克、炒白术12克、钩藤12克、红花12克、鸡内金10克、枳壳12克、茯神12克、元胡12克、甘草3克、夜交藤12克、知母9克。7剂，上方水煎取汁400 ml，分早、晚温服，日1剂。

二诊（2018年12月12日）：服药后1周复诊，自诉头晕、头痛明显缓解，饮食有味，睡眠较前好转，要求巩固治疗；因煎药不方便，要求口服中成药。将上方制作成药丸口服，每日3次，每次5粒。2个月后随诊，患者血压控制平稳，头晕、头痛等症状消失。

按语：对于老年人以头晕、头痛为主诉者，临症时在使用天麻钩藤饮时注意加减变化：伴心悸少寐者，可加用柏子仁、夜交藤、煅龙齿、茯神等，以养心安神，改善失眠多梦；对于伴胸闷气短者，加用全瓜蒌、薤白、枳壳、元胡，以宽胸理气；伴耳鸣者，加用生决明、川牛膝、知母，以平肝降逆，引血、热下行；肝肾阴虚者，加用生地黄、熟地黄、山萸肉、女贞子、旱莲草等，以滋补肝肾、养阴生津；手足麻者，加用地龙、川芎、桃仁、丹参、红花，以活血通络。

医案4

胡某某，女，66岁。2019年11月19日初诊。

患者阵发性头晕、头痛10年，心前区隐痛不适2天，既往高血压病史明确，血压170/100 mmHg，舌苔薄黄，脉弦。心电图提示：心律齐，心率85次/分，P-R间期0.15秒，Q-T间期0.38秒，心肌缺血，电轴不偏。

西医诊断：高血压病2级（高危层）。

中医诊断：眩晕（肝肾阴虚、肝阳上亢）。

治则：滋阴潜阳，方选天麻钩藤饮加减。

处方：天麻12克、葛根12克、珍珠母12克、知母9克、杜仲12克、怀牛膝12克、元胡10克、路路通12克、桑寄生12克、生草12克、夜交藤15克、钩藤12克。7剂，上方水煎取汁400 ml，分早晚温服，日1剂。

二诊（2019年11月26日）：时有胸闷、气短、心慌，自觉全身不适，舌质红、苔薄黄，心律齐，心率76次/分，血压160/100 mmHg。

处方：天麻12克、葛根12克、珍珠母12克、知母9克、杜仲12克、怀牛膝12克、元胡10克、路路通12克、桑寄生12克、泽泻10克、青皮10克、生草12克、夜交藤15克、钩藤12克。7剂，上方水煎取汁400 ml，分早、晚温服，日1剂。

三诊（2019年12月3日）：病史同前。现症：偶有胸闷、心前区及后背憋闷感，自觉舌头发涩，纳少，睡眠可，大小便调，舌暗、苔薄白，心律齐，心率74次/分，血压150/100 mmHg。

处方：天麻12克、白术12克、葛根12克、钩藤12克、苏木12克、丹参12克、元胡12克、砂仁9克、全瓜蒌12克、路路通12克、炒枳壳12克、鸡内金10克、夜交藤12克。7剂，水煎服，日1剂。

四诊（2020年1月7日）：心悸，头昏，背部不适，舌苔薄白，脉沉涩，血压140/100 mmHg。

处方：天麻12克、白术12克、狗脊12克、川朴10克、钩藤12克、苏木12克、丹参12克、元胡12克、砂仁9克、全瓜蒌12克、路路通12克、炒枳壳12

克、鸡内金10克、夜交藤12克。7剂，水煎服，日1剂。

五诊（2020年1月14日）：心悸、头昏、背部不适明显减轻，过度活动后胸闷、气短，纳可，大便干，2～3天1次，小便可，舌红、苔厚，脉沉细，血压140/90 mmHg。

处方：天麻12克、白术12克、钩藤12克、薤白10克、苏木12克、丹参12克、佛手12克、炒枳壳12克、龙齿12克、元胡12克、桑寄生12克、合欢皮15克、生甘草3克。7剂，上方水煎取汁400 ml，分早、晚温服，日1剂。

六诊：（2020年1月21日）：患者心悸、头晕、胸闷气短等缓解，舌淡红、苔薄白，脉沉细，血压134/84 mmHg。后坚持服用丸药巩固治疗，随访半年，病情稳定。

按语：患者以"阵发性头痛、头晕伴心前区不适"为主诉来诊。查体：血压170/100 mmHg。心电图提示：心肌缺血。诊断：眩晕（肝肾阴虚、肝阳上亢）。眩晕以内伤为主，肝肾阴虚多见，治疗时要注意滋补肝肾、滋阴潜阳。患者心肌供血不足，提示有血瘀证，配伍行气活血药。其中，应用了对药配伍联合治疗，如天麻、钩藤，杜仲、怀牛膝、桑寄生，元胡、路路通、珍珠母、夜交藤，全瓜蒌、苏木等。

医案5

赵某某，女，70岁。2020年4月30日初诊。

患者头晕、失眠3月余。患者自觉头晕、心烦失眠、心悸，情绪急躁易怒，胃脘不适、纳差、呃逆，二便尚调。高血压病史20余年，口服尼莫地平片20毫克/次，3次/日，血压控制欠佳。就诊时血压170/110 mmHg，舌暗红、苔白厚，脉弦滑。心电图提示：心肌缺血。

西医诊断：高血压病3级（极高危）。

中医诊断：眩晕（阴虚阳亢、心胃不和）。

治则：平肝潜阳、和胃安神。

处方：天麻12克、苍术12克、白术12克、炒枳壳15克、生地黄12克、山萸肉12克、女贞子12克、墨旱莲12克、石斛12克、元胡12克、丹参12克、红花12克、合欢皮15克、知母9克。10剂，上方水煎取汁400 ml，分早、晚温服，日1剂。

二诊（2020年5月14日）：头晕减轻，全身乏力、失眠健忘、胃脘不适感消失，偶有呃逆，纳可，二便调，舌暗红、苔薄白，脉沉弦，血压140/85 mmHg。

处方：天麻12克、苍术12克、白术12克、炒枳壳15克、生地黄12克、山萸肉12克、夏枯草12克、厚朴12克、香橼12克、佛手12克、石斛12克、元胡12克、丹参12克、红花12克、合欢皮15克、知母9克。10剂，上方水煎取汁400 ml，分早、晚温服，日1剂。

三诊（2020年5月28日）：患者仅休息差，口服枣仁宁心胶囊巩固治疗，随访3个月，病情稳定。

按语：高血压病肝阳上亢者合并纳差、呃逆等症状，临床多为肝气横逆犯胃、肝胃不和，所以应肝胃同调。

医案6

尚某，女，29岁。2019年11月4日初诊。

患者间断性头晕1年，1年前头晕被一医院神经内科诊断为脑供血不足，注射天麻素后症状减轻，之后头晕又间歇发作，另一医院诊断为高血压病3级，血压180/100 mmHg，给予降压治疗，疗效差，胸前偶有针刺样疼痛，睡眠可，食纳可，二便调，舌淡红、苔薄黄，脉沉弦，急躁易怒，失眠多梦。

西医诊断：高血压病3级。
中医诊断：眩晕（肝阳上亢）。
治则：平肝潜阳、滋养肝肾。
处方：炒桑枝12克、天麻12克、白术12克、桑椹12克、元胡12克、生地黄12克、炒枳壳12克、丹参12克、杜仲12克、泽泻12克、木瓜12克、知母9克、夏枯草12克。7剂，上方水煎取汁400 ml，分早、晚温服，日1剂。

二诊（2020年11月12日）：服药后症状减轻，偶有头晕，双眼干涩，食纳可，眠可，血压160/90 mmHg，舌暗红、苔白。

处方：炒桑枝12克、天麻12克、白术12克、生地黄12克、炒枳壳12克、丹参12克、杜仲12克、泽泻12克、木瓜12克、知母9克、夏枯草12克、钩藤12克、芦根15克、丹皮12克。14剂，上方水煎取汁400 ml，分早、晚温服，日1剂。

三诊（2020年11月25日）：白天头晕加重，双上肢腕部疼痛不适，眠可，食纳可，血压 150/85 mmHg。

处方：天麻 12 克、白术 12 克、元胡 12 克、生地黄 12 克、炒枳壳 12 克、丹参 12 克、杜仲 12 克、泽泻 12 克、木瓜 12 克、知母 9 克、夏枯草 12 克、钩藤 12 克、北沙参 12 克、怀牛膝 12 克。14 剂，上方水煎取汁 400 ml，分早、晚温服，日 1 剂。

四诊（2020 年 12 月 10 日）：血压 140/100 mmHg，仍头晕，白天重，双上肢腕部疼痛减轻，失眠多梦，月经延后 2 周，小腹不适。

处方：芦根 15 克、天麻 10 克、白术 12 克、清半夏 12 克、姜黄 12 克、夏枯草 12 克、葛根 12 克、泽泻 12 克、青皮 12 克、丹参 12 克、桑椹 12 克、路路通 12 克、生薏苡仁 15 克、石斛 12 克。14 剂，上方水煎取汁 400 ml，分早、晚温服，日 1 剂。

五诊（2020 年 12 月 24 日）：头晕减轻，偶有发生，双手腕夜间麻，抖动，食纳可，眠可，偶有胸痛，不闷，无心慌，血压 150/80 mmHg，舌苔薄黄，脉沉弦。

处方：芦根 15 克、天麻 10 克、白术 12 克、清半夏 12 克、姜黄 12 克、夏枯草 12 克、葛根 12 克、泽泻 12 克、青皮 12 克、丹参 12 克、桑椹 12 克、路路通 12 克、生薏苡仁 15 克、石斛 12 克、车前子 12 克（包煎）、知母 10 克。14 剂，上方水煎取汁 400 ml，分早、晚温服，日 1 剂。

六诊（2021 年 1 月 13 日）：头晕减轻，食纳可，偶有心慌，嗳气，眠可多梦，大便稀，血压 145/95 mmHg，舌苔薄黄，脉沉弦。

处方：炒桑枝 12 克、天麻 12 克、钩藤 12 克、葛根 12 克、珍珠母 12 克、杜仲 12 克、怀牛膝 12 克、泽泻 12 克、车前子 12 克（包煎）、路路通 12 克、元胡 12 克、知母 10 克、桑椹 15 克。14 剂，上方水煎取汁 400 ml，分早、晚温服，日 1 剂。

七诊（2021 年 3 月 11 日）：血压 140/90 mmHg，服药后症状减轻，近期感冒，全身乏力，四肢麻木冷痛，头晕，食纳可，夜寐可，二便调。

处方：炒桑枝 12 克、天麻 12 克、钩藤 12 克、葛根 12 克、珍珠母 12 克、杜仲 12 克、怀牛膝 12 克、车前子 12 克（包煎）、元胡 12 克、知母 10 克、桑椹 15 克、石斛 15 克、北沙参 15 克、半枝莲 15 克。14 剂，上方水煎取汁 400 ml，分早、晚温服，日 1 剂。

八诊（2021 年 4 月 18 日）：血压 140/80 mmHg，病情好转，近日胸部疼痛，双足麻木，左侧明显，左臂麻木，右膝关节疼痛不适，登梯时明显。舌淡红、苔薄白，脉沉细涩。

处方：桑枝 12 克、芦根 12 克、夏枯草 12 克、泽泻 12 克、车前子 12 克、生薏苡仁 12 克、杜仲 12 克、牛膝 12 克、元胡 15 克、路路通 12 克、桑寄生 12 克、北沙参 12 克、玄参 12 克、龙齿 12 克、丹参 12 克、赤芍 12 克。7 剂，上方水煎取汁 400 ml，分早、晚温服，日 1 剂。

九诊（2021 年 4 月 25 日）：血压 130/80 mmHg，头晕及胸痛缓解，手足麻木、疼痛缓解。

按语：本例患者肝肾阴虚，加之情绪不畅、肝阳上亢、上冒清空，故头晕。肝火旺盛则急躁易怒，肝火扰动心神，故眠少多梦。故治疗应平肝潜阳、滋养肝肾。本方天麻等平抑肝阳，夏枯草清肝火，杜仲、牛膝等补益肝肾。后出现肢体麻木等，属阳动化风之势，可加珍珠母、龙骨等镇肝息风。

医案7

钮某某，女，70 岁。2018 年 3 月 25 日初诊。

患者发现血压升高 2 个月，偶有头晕不适。自测血压 170～180 mmHg/90～100 mmHg，无明显不适，偶有头晕不适，小便调，大便量少，腹胀。舌质红、苔黄，脉沉弦。心电图提示：窦性心律，左室高电压，ST-T 异常改变。

西医诊断：高血压病 3 级（极高危）。

中医诊断：眩晕（肝肾阴虚、肝阳上亢）。

治则：平肝潜阳、滋养肝肾。

处方：炒桑枝 12 克、葛根 12 克、珍珠母 12 克、夏枯草 12 克、丹参 12 克、全瓜蒌 12 克、元胡 12 克、合欢皮 12 克、杜仲 12 克、怀牛膝 12 克、知母 9 克、泽泻 12 克。7 剂，上方水煎取汁 400 ml，分早、晚温服，日 1 剂。

二诊（2018 年 3 月 31 日）：血压 160/95 mmHg，口干，咽干，鼻腔干燥，大便干，饮水可，舌苔薄黄，脉沉弦。

处方：炒桑枝 12 克、葛根 12 克、珍珠母 12 克、夏枯草 12 克、丹参 12 克、全瓜蒌 12 克、元胡 12 克、合欢皮 12 克、杜仲 12 克、怀牛膝 12 克、知母 9 克、泽泻 12 克、石斛 15 克、芦根 15 克、炒枳实 12 克。10 剂，上方水煎取汁 400 ml，分早、晚温服，日 1 剂。

三诊（2018 年 4 月 11 日）：血压 150/80 mmHg，服药后症状减轻，自觉腹部胀满不适，大便干，2～3日1次。舌淡红，苔薄黄，脉沉弦。查血脂：胆固醇6.51 mmol/L，低密度脂蛋白胆固醇4.58 mmol/L，血糖6.15 mmol/L。动态心电图提示：窦性心律、心电轴左偏、左心室肥厚、心肌缺血。

处方：炒桑枝12克、葛根12克、夏枯草12克、丹参12克、全瓜蒌12克、元胡12克、合欢皮12克、杜仲12克、怀牛膝12克、知母9克、苏木12克、薤白12克、百合12克。7剂，上方水煎取汁400ml，分早、晚温服，日1剂。

四诊（2018年4月18日）：下腹部胀满，大便秘结，血压146/70 mmHg，舌淡红、苔薄白，脉弦。

处方：炒桑枝12克、葛根12克、夏枯草12克、丹参12克、全瓜蒌12克、元胡12克、合欢皮12克、杜仲12克、怀牛膝12克、知母9克、泽泻12克、红花12克、佛手12克、钩藤12克、枳实5克。7剂，上方水煎取汁400 ml，分早、晚温服，日1剂。

随访患者，头晕及腹胀等不适消失，血压130～140 mmHg/70～80 mmHg，病情稳定。

按语： 该患者高龄，肝肾阴虚，肝阳上亢，发为眩晕，血压偏高。治疗重在滋养肝肾、平肝潜阳。方中杜仲及怀牛膝补益肝肾，夏枯草清肝火，珍珠母镇肝息风，泽泻及怀牛膝引热下行，具有平肝潜阳、活血通络、滋养肝肾、祛湿化痰的功效。故随访病情稳定。

医案8

郭某，男，63岁。2019年6月5日初诊。

患者有高血压病史10余年，现服降压药物治疗，血压不稳定，波动在160～170 mmHg/90～100mmHg。刻下症见：自觉头晕、头痛，手抖，有时胸闷气短，或心前区压榨感，纳、眠一般，二便尚调。舌胖质暗、苔白，脉沉弦细。

西医诊断：高血压病2级（高危层）。

中医诊断：眩晕（阴虚阳亢、气滞血瘀）。

治则：平肝潜阳、活血通络。

处方：川芎15克、葛根20克、羌活15克、钩藤20克、丹参20克、威灵仙20克、菊花15克、生地黄15克、决明子25克、青木香15克、郁金20克、牛膝20克、珍珠母30克。7剂，水煎，早、晚分服，日1剂。继续服用降压药。

二诊（2019年6月12日）：服药后胸闷痛减轻，发作次数减少，头痛减轻。午后仍轻度头痛、手抖。舌质暗胖、苔薄白，脉沉弦细，血压150/100 mmHg。

处方：川芎15克、葛根20克、羌活15克、钩藤20克、丹参20克、威灵仙20克、菊花15克、生地黄15克、决明子25克、青木香15克、郁金20克、牛膝20克、珍珠母30克、全蝎5克（分冲）。7剂，水煎，早、晚分服，日1剂。继续服用降压药。

三诊（2019年6月19日）：服药后头晕、头痛缓解，未发生胸闷及胸痛，手抖减轻，睡眠好，二便调，舌质暗、苔薄白，脉沉弦细，血压140/90 mmHg。

处方：川芎15克、葛根20克、羌活15克、钩藤20克、丹参20克、威灵仙20克、菊花15克、生地黄15克、决明子25克、青木香15克、郁金20克、牛膝20克、珍珠母30克、全蝎5克（分冲）。7剂，水煎，早、晚分服，日1剂。

按语： 本例患者患高血压病10余年。头晕、头痛、血压偏高、脉弦，均为肝阳上亢证之象；胸闷气短、脉沉细、舌体胖，为气虚之象；舌质暗、胸痛且痛有定处，为血瘀之征；手抖为肝风欲动。给予平肝潜阳、活血息风之剂。方中钩藤、羌活、全蝎清肝息风；菊花、决明子、青木香清热、平肝潜阳、降压；川芎、葛根、丹参、威灵仙活血祛瘀、通经活络；牛膝补肝肾、强筋骨、活血降压；生地黄益阴；郁金行气解郁、止痛；珍珠母镇静安神。

医案9

何某，男，78岁。2020年6月5日初诊。

患者有高血压病史20余年，不规律服用降压药，血压波动在180～190 mmHg/85～90 mmHg。刻下症见：头晕，健忘，腰酸，畏寒，双腿无力、有麻木感，食少，眠差，二便调，舌暗红、苔薄白，脉沉细。

西医诊断：高血压病3级（极高危）。

中医诊断：眩晕（脾肾两虚）。

治则：健脾补肾。

处方：党参15克、茯苓9克、当归9克、生黄芪24克、炒白术9克、升麻5克、葛根12克、菊花9克、枸杞子12克、女贞子12克、肉桂1.5克、淫羊藿9克、巴戟天9克、威灵仙15克、络石藤15克。7剂，水煎，早、晚分服，日1剂。

二诊（2020年6月12日）：头晕减轻，畏寒减轻，食量仍少。舌暗胖、苔薄白，脉沉细，血压140/70 mmHg。

处方：党参15克，茯苓9克，当归9克，生黄芪24克，炒白术9克，升麻5克，葛根12克，菊花9克，枸杞子12克，女贞子12克，肉桂1.5克，淫羊藿9克，巴戟天9克，威灵仙15克，络石藤15克，炒谷芽、炒麦芽各9克。7剂，水煎，早、晚分服，日1剂。

三诊（2020年6月19日）：服药后无明显头晕，双下肢较前有力，畏寒好转，外出散步活动量有所增加，食量稍增，舌暗胖、苔薄白，脉沉细,血压140/70 mmHg。

处方：党参15克，茯苓9克，当归9克，生黄芪24克，炒白术9克，升麻5克，葛根12克，菊花9克，枸杞子12克，女贞子12克，肉桂1.5克，淫羊藿9克，巴戟天9克，威灵仙15克，络石藤15克，炒谷芽、炒麦芽各9克。7剂，水煎，早、晚分服，日1剂。

按语：本例患者年龄较高，脾肾已亏。食少、腰酸腿软、畏寒为肾阳已虚，不能温煦四肢、上承清窍所致。肾精亏少，脑髓空虚，故头晕健忘。治以健脾补肾之剂。方中党参、生黄芪益气，肉桂、淫羊藿、巴戟天补肾温阳，四君子汤加炒谷、麦芽健脾开胃，枸杞子、女贞子、当归补血养精，升麻升举清气，威灵仙、络石藤舒筋活络。

医案10

崔某，男，64岁。2018年6月6日初诊。

患者既往有高血压病史10余年，平素服硝苯地平控释片，血压控制尚可。2天前出现头晕，伴恶心欲呕，未予特殊处理。刻下症见：眩晕，耳鸣，听力下降，不能进食，眠差，舌暗、苔白腻，脉弦滑，血压170/90 mmHg，形体肥胖。

西医诊断：高血压病2级（高危层）。

中医诊断：眩晕（脾气亏虚、痰湿内阻）。

治则：健脾化痰。

处方：天麻20克、白术10克、半夏10克、茯苓20克、葛根15克、泽泻10克、竹茹10克、陈皮10克、菖蒲15克、蝉蜕10克。5剂，水煎，早、晚分服，日1剂。

二诊（2018年6月12日）：服药后眩晕消失，不再恶心、呕吐，血压160/80 mmHg。

处方：天麻20克、白术10克、半夏10克、茯苓20克、葛根15克、泽泻10克、竹茹10克、陈皮10克、菖蒲15克、蝉蜕10克。5剂，水煎，早、晚分服，日1剂。

三诊（2018年6月18日）：服药后耳鸣除，听力恢复，食欲、睡眠好，无不适感，舌质正常，苔薄白，脉弦滑，血压130/80 mmHg。

处方：天麻20克、白术10克、半夏10克、茯苓20克、葛根15克、泽泻10克、竹茹10克、陈皮10克、菖蒲15克、蝉蜕10克。5剂，水煎，早、晚分服，日1剂。

按语： 眩晕为临床常见病，病因病机为风、火、痰、虚。临床有"无痰不作眩""无虚不作眩"之论，但辨证绝非书本之论那么容易。本病例结合患者症状与舌脉初辨为肝阳上亢，用药后症状虽稍有改善，但未完全消失；后以痰湿内阻立论，而收显效。

医案11

宋某某，男，59岁。2016年3月20日初诊。

患者形体肥胖高大，血压升高8年，波动在170～230 mmHg/110～130 mmHg。近2周头晕显著，伴心悸、胸闷、气短、四肢麻木、视物模糊、全身乏力，舌质暗红，苔白腻，脉沉弦滑，血压190/116 mmHg。

西医诊断：高血压病3级（极高危）。

中医诊断：眩晕（心气不足、痰瘀阻滞、肝阳偏盛）。

治则：补气化痰、活血通瘀、平肝潜阳。

处方：党参18克、云苓18克、枳壳5克、橘红5克、竹茹12克、赤芍15克、代赭石30克（先煎）、怀牛膝15克、决明子30克、玉米须30克、黄芪30克。7剂，水煎，早、晚分服，日1剂。

二诊（2016年3月28日）：患者头晕、视物模糊等症状大为减轻，胸闷消失，血压稳定维持在150～170 mmHg/100～110 mmHg，但全身乏力、气短的症状显著。

处方：党参18克、云苓18克、枳壳5克、橘红5克、竹茹12克、赤芍15克、代赭石 30 克（先煎）、怀牛膝 15 克、决明子 30 克、玉米须 30 克、黄芪 90 克。7 剂，水煎，早、晚分服，日 1 剂。

三诊（2016 年 4 月 5 日）：患者头晕的症状消失，全身乏力、气短的症状大大减轻，舌暗胖、苔薄白，脉沉细，血压 140/70 mmHg。

处方：党参 18 克、云苓 18 克、枳壳 5 克、橘红 5 克、竹茹 12 克、赤芍 15 克、代赭石 30 克（先煎）、怀牛膝 15 克、决明子 30 克、玉米须 30 克、黄芪 90 克。7 剂，水煎，早、晚分服，日 1 剂。

按语： 本例患者的中医病机复杂，临床没有具体的方剂可用，灵活辨证选药，临床疗效满意。

医案 12

黄某，男，45 岁。2017 年 10 月 23 日初诊。

患者有高血压病史 3 年余，平素体格健壮、脾气暴躁，近来突发头晕、头痛，伴突发热感上冲头面，久治不愈，舌红，脉滑数，血压 170/110 mmHg。

西医诊断：高血压病 3 级（高危层）。
中医诊断：眩晕（火热蕴盛型）。
治则：清热泻火。
处方：黄连解毒汤加减。大黄 5 克、黄连 5 克、黄芩 10 克、黄柏 5 克、山栀子 15 克。14 剂，水煎服，日 1 剂。

二诊（2017 年 11 月 7 日）：诉药汤甚苦，但服后全身舒适，头晕、头痛、发热感明显减轻，血压 140/90 mmHg。原方继续服用数月后，头晕、热上冲感、烦躁易怒等诸症消失。

处方：大黄 5 克、黄连 5 克、黄芩 10 克、黄柏 5 克、山栀子 15 克。14 剂，水煎服，日 1 剂。

按语： 黄连解毒汤出自《外台秘要》，是治疗传染性疾病与感染性疾病，以及出现烦躁情绪和精神障碍的常用方，具有清热泻火的功效，后世用来治疗温热病的极期。何以将黄连解毒汤用于高血压病的治疗？高血压病患者除眩晕、头痛外，多有急躁易怒、口干口苦、心悸失眠等症状。其临床表现均符合火热证的特点。按照"有是证，用是方"的原则，本方可应用于火热内盛型高血压病。由于黄连解毒汤针对的是特定的体质状态而非单纯降压，故长期服用黄连解毒汤须辨清体质。本方适用于具有如下体质的人：体格较强壮，面色潮红或红黑，有油光，目睛充血或多眵，口唇暗红或紫红，舌质暗红、质坚敛苍老、舌苔薄黄或黄腻，脉象多滑数有力；腹部肌肉较紧张，按之有力或有不适感；平时喜凉恶热，易烦躁、焦虑、好动，易失眠多梦，皮肤常有疮疖，上腹部常痞闷不适，口干口苦，常有口舌溃疡、咽痛及小便黄短等。此外，本案处方是在黄连解毒汤的基础上加制大黄，即合用泻心汤。泻心汤是古代的止血方，临床常用于脑出血、蛛网膜下腔出血者，可改善轻、中度原发性高血压病患者的烦躁、焦虑、头痛等症状并可治疗高脂血症、高粘滞血症，长期服用可防止脑血管意外。

医案13

程某，女，75岁。2018年10月23日初诊。

患者形体中等，体格较壮实，有高血压病史多年。步态不稳，头晕，怕热，腰痛，食欲不振，嗳气，大便不畅、难解；面色暗红，下肢浮肿；自述服用人参后浑身燥热不舒；舌暗红，脉弦滑数。患者有冠心病、糖尿病、胆结石、甲状腺多发结节病史多年，现服用络和喜控制血压，未规律监测血压，门诊测量血压160/110 mmHg。

西医诊断：高血压病3级（高危层）。

中医诊断：眩晕（肝郁化热、腑气不通）。

治则：疏肝泄热、通腑泻浊。

处方：大柴胡汤加减。柴胡10克、黄芩6克、制半夏6克、枳壳12克、赤芍药12克、制大黄5克、肉桂6克、桂枝6克、茯苓12克、桃仁10克、牡丹皮10克、干姜5克、红枣20克。7剂，水煎服，每日1剂。

二诊（2018年10月30日）：患者头晕明显减轻，大便通畅，下肢浮肿消失，行走正常，血压140/90 mmHg。上方配置成丸药，坚持服用3月余，自觉服药后舒适，眩晕基本消失，腹部较舒适，大便通畅，脸红好转，多次监测血压，波动在130~140 mmHg/80~90 mmHg。

按语：大柴胡汤作用广泛，具有解痉、止痛、通便、降脂、降压、消炎、利胆等多种功效。本方适用于高血压病伴有胆囊炎、胆石症、高脂血症、便秘者。服药以后可能会出现腹泻，一般以每天2~3次为宜。如长期服用，则需调整大黄的用量，保持大便畅通即可。本方可在短期内改善症状，长期服用可改善体质。本方适用的体质为：形体偏胖或中等，但体格壮实者，按之上腹部硬或胀痛，大多伴有胆胰疾病，食欲差，并有恶心、呕吐、便秘，情绪抑郁、紧张，睡眠障碍等。按之心下满痛，是用大柴胡汤的重要客观指征。临床医师在按压上腹部以及右肋下时，常可发现比较明显的抵抗感和压痛，胆胰疾病多见此腹症。另外，治疗时常加桃仁、茯苓、牡丹皮、桂枝，即合桂枝茯苓丸，用以治疗高血压病伴有高粘滞血症者，该类患者多面色暗红，左少腹有压痛或腰酸腰痛，下肢浮肿或皮肤干燥容易脱屑，小腿易抽筋等。

医案14

徐某，女，53岁。2020年4月12日初诊。

患者形体偏胖，营养良好，有高血压病史20余年，一直服用降压药，血压控制在150/100 mmHg。此次因炒股不利，导致血压波动，烦躁焦虑。现症见：头晕不适，口干渴严重，昼夜均多饮，仍难缓解；夜尿频多，早醒，醒后入睡困难；舌暗红、苔厚腻，脉弦滑。

西医诊断：高血压病3级（高危层）。

中医诊断：眩晕（痰热内扰）。

治则：清热化痰、养心安神。

处方：黄连温胆汤加减。黄连5克、制半夏15克、陈皮10克、茯苓15克、生甘草3克、枳壳15克、竹茹10克、山栀子12克、川厚朴15克、干姜3克、红枣15克。14剂，水煎服，日1剂。

二诊（2020年4月27日）：自述服药后头晕不适、口干明显好转，夜尿减少，神情较安定，睡眠转安，血压波动在130/80 mmHg左右。

处方：黄连5克、制半夏15克、陈皮10克、茯苓15克、生甘草3克、枳壳15克、竹茹10克、山栀子12克、川厚朴15克、干姜3克、红枣15克。7剂，水煎服，日1剂。

按语：温胆汤虽不是仲景方，但其基本组合为小半夏加茯苓汤与橘皮竹茹汤。本方适用于临界高血压病或初期高血压病并伴有失眠多梦、恐惧感的患者。此类高血压病具有如下特点：血压值临界或有波动，无心脑肾并发症表现；主诉较多，症状严重，以头痛、头晕、失眠多梦，尤其是多噩梦、易惊、恐惧感为主要症状；患者大多为中青年，形体偏胖，营养良好，面部皮肤比较油腻。本方疗效较好，可迅速缓解症状。本方也可用于创伤后应激障碍所导致的高血压，可明显改善头痛、失眠、恶心、呕吐等症状。本案患者因炒股不利，心神烦躁、焦虑明显，故合用栀子厚朴汤以除烦。除此之外，还常以柴胡加龙骨牡蛎汤加减，治疗高血压病伴有抑郁倾向者，以黄芪桂枝五物汤治疗高血压病伴有糖尿病、冠心病、动脉硬化、椎-基底动脉供血不足等多种疾病者，以真武汤治疗2级或3级高血压病合并心脏病或肾功能不全者等等。对于高血压病患者，依据其体质的不同，分别施以不同的方药，这不仅是体质辨证的魅力所在，也正是中医"同病异治"理论的体现。

医案15

安某某，男，65岁。2019年3月7日初诊。

3年多来，患者血压一直维持在200/120 mmHg左右，不见下降。起初以多种西药治疗不见好转，继又配中药以平肝潜阳、滋阴平肝、平肝泻火等治疗，仍然不见改善。近1年来，又逐渐胸满胸痛、心悸气短，经数个医院检查并确诊为冠心病、期前收缩、Ⅰ度左束支传导阻滞。经西药治疗半年多，不但不见好转，反见加重。又配合中药活血养血，宽胸通阳，仍日甚一日。现症见：头晕头痛、胸满胸痛、心悸气短、神疲乏力、心烦纳呆、口苦咽干、舌苔白、脉沉弦滑，测血压180/120 mmHg。

西医诊断：高血压病3级（极高危）。

中医诊断：眩晕（肝郁化火、痰火内扰兼气血不足）。

治则：和解少阳、化痰泻火。

处方：小柴胡汤加减。柴胡10克、半夏10克、黄芩10克、人参10克、甘草10克、生姜3片、大枣5个、瓜蒌15克。7剂，水煎服，日1剂。

二诊（2019年3月15日）：头晕头痛、胸满胸痛、心悸气短、纳呆均减轻。

处方：小柴胡汤加减。柴胡10克、半夏10克、黄芩10克、人参10克、甘草10克、生姜3片、大枣5个、瓜蒌15克。7剂，水煎服，日1剂。

三诊（2019年3月22日）：头晕头痛、胸满胸痛、心悸气短、纳呆、神疲乏力俱解，心电图恢复正常。但血压195/120 mmHg，仍然维持在原来的水平，不见改善，脉弦大稍数，舌苔白。拟用补气养血以扶正，平肝泻火以治标。

处方：夏枯草30克、黄芪40克、当归10克、茺蔚子10克、赤芍10克、地龙10克、龙胆草10克、丹参10克。7剂，水煎服，日1剂。

四诊（2019年3月29日）：精神大增，血压下降至170/130 mmHg，继续服用10剂，诸症消失，血压正常；又服20剂，持续监测血压达2个月，一直维持在120～125 mmHg/80～85 mmHg。追访1年，血压一直正常。

处方：夏枯草30克、黄芪40克、当归10克、茺蔚子10克、赤芍10克、地龙10克、龙胆草10克、丹参10克。30剂，水煎服，日1剂。

按语：患者先后服用多种降压的西药，一直不见好转，后来又加用了如牛黄降压丸以及平肝潜阳、滋阴平肝的中药也不见好转，为此，思想负担非常重。开始服用小柴胡汤后，因处方中有人参，用药后不但血压下降，而且胸满胸痛得到了改善。三诊、四诊中又用了黄芪，用补药治高血压病，血压不但未上升，反而下降了，可见用中药必须按照中医理论去辨证，而绝不可硬套西医理论。

医案16

郑某某，男，67岁。2021年5月26日初诊。

患者头晕头胀、心烦心悸3年多，明确诊断为高血压病，先用西药降压治疗，近2年不见效果，后又配合滋阴平肝、平肝潜阳、平肝泻火等中药治疗，不但症状不减，反见日渐加重。近2个多月来，不但头晕，经常不敢走路，而且有时怕坐，并时时心悸心烦，或烦热之气上冲，冲至胸则烦乱不安，冲至咽喉则感窒息，冲至头则头晕呕吐，甚或暂时人事不知。经查心电图发现：ST段下降，T波倒置，心房纤颤。为此，又加用了扩张冠状动脉的药物，但症状仍日甚一日。患者精神状态差，血压180/100 mmHg，舌质淡、苔水滑，脉沉弦紧。

西医诊断：高血压病3级（极高危）。
中医诊断：眩晕（心阳不振、寒水上冲）。
治则：温阳化饮。
处方：苓桂术甘汤。茯苓15克、白术6克、桂枝9克、炙甘草10克。7剂，水煎服，日1剂。

二诊（2021年6月3日）：服药7剂，诸症大减，血压亦由180/100 mmHg降至140/90 mmHg。继续服用10剂，诸症大部分消失。

处方：茯苓15克、白术6克、桂枝9克、炙甘草10克。10剂，水煎服，日1剂。

按语：桂枝辛甘而温，多数医家认为其能升高血压，本例何故应用苓桂术甘汤而不用养阴平肝法？可见：高血压病并不都是肝阳证，绝对不可认为高血压病即是肝阳上亢。

医案17

雷某某，女，40岁。2021年12月7日初诊。

4个月来，患者头重脚轻，如坐舟船，站立不稳，外院诊断为原发性高血压病。口服降压药物治疗，头重脚轻症状无缓解，又以滋阴平肝之中药治之，开始有效，一周后不再见效。就诊时症见：眩晕，印堂穴部红赤，面部红晕上冲，舌苔白，脉弦长上入鱼际，血压150/100 mmHg。

西医诊断：高血压病2级（低危）。

中医诊断：眩晕（阴虚阳亢、阳亢化风）。

治则：滋阴潜阳、镇肝息风。

处方：镇肝息风汤。怀牛膝15克、生赭石30克、生龙骨15克、生牡蛎15克、生龟甲15克、生白芍15克、玄参15克、天冬15克、川楝子6克、生麦芽6克、茵陈6克、甘草3克。7剂，水煎服，日1剂。

二诊（2021年12月15日）：诉服药7剂，其症全失，血压亦恢复正常，为130/80 mmHg。为痊愈计，又服药30剂，其病果愈。

处方：镇肝息风汤。怀牛膝15克、生赭石30克、生龙骨15克、生牡蛎15克、生龟甲15克、生白芍15克、玄参15克、天冬15克、川楝子6克、生麦芽6克、茵陈6克、甘草3克。30剂，水煎服，日1剂。

按语：镇肝息风汤出自清代张锡纯的《医学衷中参西录》，本方是治疗阴虚阳亢型眩晕的常用方剂。以头晕目眩、脑部胀痛、面色如醉、心中烦热、脉弦长有力为辨证要点。

医案18

沈某，男，66岁。2018年5月13日初诊。

患者眩晕、头痛1月余。已患眩晕及高血压病20余年，常服非洛地平缓释片，血压维持在150～170 mmHg/90～100 mmHg。4月6日过生日时，心情愉悦并饮酒助兴。下午5时在送别亲友时，突感头痛加剧，伴眩晕、呕吐，随即意识不清，牙关紧闭，四肢抽搐，当时血压达240/120 mmHg。紧急送往某医院，被诊断为"高血压病脑病"，静滴甘露醇、速尿、硝普钠、清开灵等药，6小时后意识转清，头痛好转，但仍眩晕，时有恶心、呕吐，用甘露醇、速尿可缓解，停用则病复如初。经用天麻钩藤饮、镇肝息风汤、泽泻汤等中药，效果不著。会诊时，症见眩晕，目不敢睁，天旋地转，时有恶心、呕吐，心胸烦闷，脘腹胀满，口出浊气熏人，大便10余日未行，小便短赤，面红目赤，舌红、苔黄而厚腻，脉沉弦有力，血压180/110 mmHg。

西医诊断：高血压病3级（极高危）。

中医诊断：眩晕（痰热内结阳明、腑气不通、浊热上扰）。

治则：通腑泄热、化浊，佐以平肝息风。

处方：小承气汤合小陷胸汤加减。大黄10克（后下）、厚朴15克、枳实12克、全瓜蒌20克、法半夏15克、黄连6克、天麻10克、钩藤15克（后下）、蔓荆子12克。3剂，水煎服，日1剂，嘱连续服用。

二诊（2018年5月17日）：1剂后，患者腹中矢气频转多；2剂后，恶心、呕吐止，眩晕减，矢气仍频，味极臭；3剂后，下大便10余枚，腹胀顿减。建议停用静脉输液，上方大黄减为6克、再进3剂，诸症皆除，察舌微红，苔薄微腻，脉弦细滑，血压150/95 mmHg。热势渐去，腑气已通，易以健脾化痰、平肝息风之半夏白术天麻汤善其后。半年后随访，患者饮食起居及血压如常。

处方：大黄6克（后下）、厚朴15克、枳实12克、全瓜蒌20克、法半夏15克、黄连6克、天麻10克、钩藤15克（后下）、蔓荆子12克。3剂，水煎服，日1剂。

按语： 本例患者有高血压脑病，高血压脑病属中医学"眩晕、头痛"范畴，用甘露醇、呋塞米等有短暂效果，服泽泻汤合小半夏加茯苓汤效果不佳，可见与前者脱水利尿机理并不相吻合。天麻钩藤饮、镇肝息风汤虽为治疗高血压病之常用方，然此例用之无效，可见病机有异。观其脉证认为，患者胸腹胀满，呼吸急促，面目俱赤，口中浊气熏人，大便十余日未行，舌苔黄、厚腻，脉沉有力，显为阳明痰热内结，腑气不通之候；眩晕、头痛，时有恶心、呕吐，乃浊热上蒸清窍之征。《素问·至真要大论》曰："诸风掉眩，皆属于肝。"眩晕亦为浊热上扰、引动肝风之象，故以小承气汤合小陷胸汤清热通腑，导痰浊邪热从大肠而出；加天麻、钩藤、蔓荆子以平肝息风，服药后腑气通、浊热除，诸症随之而愈。

医案19

李某某，男，40岁。2021年3月17日初诊。

患者体质素健，平日喜于饮酒，嗜食肥甘，半年来经常头晕耳鸣，面部及两腿浮肿，小便短少黄赤。刻下症见：身体壮实，两眼红赤，面部肿胀发亮，下肢肿胀，按之凹陷成坑，眩晕耳鸣，口苦而干，胁肋胀满而痛，小便短赤，诊脉弦洪有力，舌质红、苔黄而干，血压154/100 mmHg。

西医诊断：高血压病2级（中危层）。

中医诊断：眩晕（肝胆湿热循经上扰、清窍被蒙）。

治则：清利肝胆湿热。

处方：龙胆泻肝汤。龙胆草12克、黄芩9克、泽泻9克、车前子12克（包煎）、木通3克、当归9克、柴胡6克、生地黄15克、栀子9克、甘草6克。5剂，水煎服，日1剂。

二诊（2021年3月22日）：进药5剂，诸症减轻，黄苔渐退，湿邪有将化之机，热邪有渐去之势，唯血压未降，效不更张，加入养血潜镇之品，以抑肝阳。

处方：龙胆草12克、黄芩9克、泽泻9克、车前子12克（包煎）、木通3克、当归9克、柴胡6克、生地黄15克、栀子9克、甘草6克、鸡血藤12克、生龙骨30克（先煎）、生牡蛎30克（先煎）。7剂，水煎服，日1剂。

三诊（2021年3月29日）：经服清利湿热之剂，头晕、耳鸣、目赤、口苦诸症已除，血压降至132/92 mmHg，颜面及腿部浮肿已退。建议其节制饮食，加强锻炼，原方再进，以资巩固。

按语：该患者平素嗜食肥甘厚味，以酒为浆，致脾胃湿热内蕴，熏蒸于肝胆，肝之疏泄失职，湿热交蒸循肝经上扰清窍，而发眩晕，治以清利肝胆湿热。

医案20

李某某，女，37岁。2021年6月6日初诊。

患者患高血压病已8月余，血压波动在160～170 mmHg/90～100 mmHg，服多种中西药物，疗效不著。患者经常头晕目眩，郁郁寡欢，性情急躁，夜寐不安，两胁作痛，经前乳房发胀，恶心欲呕，厌食油腻，纳谷不馨，时有心悸、腰痛、足跟时痛，舌体胖、质红，苔薄白、润，脉虚弱无力，测血压160/100 mmHg。

西医诊断：高血压病2级（高危）。

中医诊断：眩晕（木郁乘土、浊气上逆）。

治则：疏肝解郁、和胃降逆。

处方：小柴胡与温胆汤化裁。柴胡6克，黄芩9克，清半夏9克，竹茹12克，香橼皮9克，云茯苓12克，薏苡仁18克，谷、麦芽各12克，地肤子9克，通草3克。6剂，水煎服，日1剂。

二诊（2021年6月12日）：服药后头晕减轻，纳谷稍增，诸症有所改善，血压140/88 mmHg，脉舌同前，原方再进。上方去通草，加娑罗子以疏肝理气、调畅气机。

处方：柴胡6克，黄芩9克，清半夏9克，竹茹12克，香橼皮9克，云茯苓12克，薏苡仁18克，谷、麦芽各12克，地肤子9克，娑罗子9克。共6剂，水煎服，日1剂。

三诊（2021年6月18日）：进药12剂后，头晕大减，夜寐得安，精神见振，饮食增加，余症亦见轻缓；唯足跟仍痛，时而泛酸，血压130/80 mmHg，脉弦细、舌胖、质红、苔少，为肝郁得疏、气机调畅之佳兆，然肝气郁久，郁而化热伤阴，且腰痛，足跟时痛，为子病及母之候，肝肾同源，益肾而助肝，故拟养血柔肝、理脾益肾为治。

处方：逍遥散加谷、麦芽各12克，香橼皮9克，桑寄生15克，菟丝子9克。12剂，水煎服，日1剂。

四诊（2021年6月30日）：服药后头晕未作，血压基本正常，足跟痛等症状消失，心情愉快。嘱再服加味逍遥丸5袋，以资巩固。

按语：肝主疏泄，气机条达，人即安和。若肝郁不舒，浊气上逆，可发眩晕。《素问·六元正纪大论》曰："木郁之发……甚则耳鸣眩转，目不识人，善暴僵仆。"说明肝气郁滞、横逆犯胃，致使胃失和降、浊气上犯，亦可令人眩晕。肝郁气滞，郁久可化火伤阴，子病而盗母气，故肾阴亦虚，而腰痛、足跟痛等症作矣。脉虚弱无力，为肝肾不足所致。在治疗时，首以疏肝解郁、和胃降逆，继以逍遥散，养血柔肝、理脾，加桑寄生、菟丝子益肾，得收全功，始终不离疏肝柔肝，实为治本之图。

医案21

王某某，男，28岁。2019年3月24日初诊。

患者形体肥胖，喜吃烧烤啤酒，刻下症见：头晕头痛，两目发干，眼球抽痛，失眠多梦，尿黄量少，尿时痛感，下唇有一溃疡，舌质红、少苔，脉弦数有力，血压156/108 mmHg。

西医诊断：高血压病2级（高危）。

中医诊断：眩晕（心火亢盛、上扰清空）。

治则：清心泻火、导热下行。

处方：导赤散加味。生地黄15克、木通9克、竹叶6克、甘草梢6克、黄芩6克、生龙骨30克（先煎）、生牡蛎30克（先煎）。7剂，水煎服，日1剂。

二诊（2019年3月31日）：服药后晕痛悉减，小便复常，但睡眠、胃纳欠佳，血压130/80 mmHg，予养心安神、健脾益阴治之。

处方：炒白术15克、生龙骨30克（先煎）、生牡蛎30克（先煎）、茯苓9克、薏仁30克、夜交藤15克、远志9克、生地黄15克。3剂，水煎服，日1剂。

三诊（2019年4月3日）：诸症悉除，血压140/85 mmHg，唯睡眠欠佳，故予补心丹缓图收功。

按语：本案属心火亢盛之眩晕。由于五志过极，心火亢盛，或思虑过度，耗其心血，虚火上冲，可致眩晕。《灵枢·五邪》曰："邪在心，则病心痛，喜悲，时眩仆，视有余不足而调之其输也。"指出了对心火亢盛之眩晕，当审其有余不足，以治之。

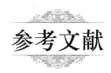

参考文献

[1]葛均波,徐永健,王辰.内科学[M].北京:人民卫生出版社,2018.

[2]霍勇.H型高血压霍勇推荐2018观点[M].北京:科学技术文献出版社,2018.

[3]杨争春,张志恩,刘耀晖.马来酸依那普利叶酸片治疗H型高血压的疗效观察及对患者血清同型半胱氨酸水平的影响[J].中国基层医药,2017,24(10):1511-1514.

[4]贾红娥,杨旭丽.清脑汤治疗H型高血压的临床疗效观察[J].中国中西医结合急救杂志,2013,20(2):105-107.

[5]胡大一,徐希平.有效控制"H型"高血压——预防卒中的新思路[J].中华内科杂志,2008,47(12):976-977.

[6]TERAMOTO T, KAWAMORI R, MIYAZAKI S, et al. Lipid and blood pressure control for the prevention of cardiovascular disease in hypertensive patients: a sub-analysis of the OMEGA study[J]. Atheroscler Thromb,2015,22(1):62-75.

[7]刘小翠.素食对高血压病、高脂血症、糖尿病影响的研究概况[J].湖南中医杂志,2016,32(03):177-178.

[8]左小霞.不妨试试DASH饮食[N].大众卫生报,2021-10-19(06).

[9]王雪,闫素梅.多不饱和脂肪酸对动物脂类代谢的调节作用与机制[J].动物营养学报,2019,31(06):2471-2478.

[10]赵功玲,路见锋,苏丁.不同加热方式对植物油质量的影响[J].食品科技,2006(04):107-109.

[11]冯舒.过问:食用植物油的酸价、过氧化值[J].大众标准化,2010(04):18-22.

［12］TRIPOLI E，GIAMMANCO M，TABACCHI G，et al. The phenolic compounds of olive oil：structure，biological activity and beneficial effects on human health［J］. Nutrition Research Reviews，2005，18(1)：98-112.

［13］暴连英，原所贤.明清中医典籍中的烟害史料考释[J].中国减灾，2011(04)：44-45.

［14］李雅纯，孟成鑫，刘一璇，等.中医体质学的发展与研究现状[J].现代养生，2022，22(08)：568-571.

［15］陈静芝，王飞，章莹，等.高血压病与痰湿体质的相关性研究进展[J].中医临床研究，2022，14(20)：127-130.